gynäkologie *pur*
das skript

D1722972

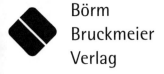

Börm
Bruckmeier
Verlag

gynäkologie *pur*
das skript

Kimmig, Knitza [Hrsg.], Hepp, Klocke, Wagner

gynäkologie pur – das skript

Herausgeber
Dr. med. Rainer Kimmig,
Priv.-Doz. Dr. med., Dr. med. habil. Reinhold Knitza

Frauenklinik im Klinikum Großhadern der
Ludwig-Maximilians-Universität München
Marchioninistr.15, 81377 München

Autoren
Dr. med. Florian Hepp, I. Frauenklinik, Klinikum Innenstadt, München
Dr. med. Gundula Klocke, Frauenklinik im Klinikum Großhadern, München
Dr. med. Christine Wagner, Abteilung Gynäkologie und Geburtshilfe,
Klinik St. Hedwig, Regensburg

Lektoren
Angela Abicht, Manuela Fehd, Peter Georgius, Steffen Grüner, Peter Hipp,
Regina Jelden, Thomas Kaspar, Eva Pappert, Stefan Segerer

Abbildungen
Stephanie Prinz, Bernhard Lohr

Die Deutsche Bibliothek – CIP-Einheitsaufnahme
Gynäkologie pur : das Skript / Kimmig ; Knitza [Hrsg.].
Hepp ; Klocke ; Wagner. –
1. Aufl. – Grünwald : Börm Bruckmeier, 1995
(Medizin pur)
ISBN 3-929785-03-x
NE: Kimmig, Rainer [Hrsg.]; Hepp, Florian; Klocke, Gundula;
Wagner, Christine

© **1995 Börm Bruckmeier Verlag GmbH, Gereutplatz 3, 82031 Grünwald**
1. Auflage Juni 1995
Druck: Druckerei Laub KG, 74834 Elztal-Dallau
ISBN 3-929785-12-9

Liebe BenutzerInnen,

nach der erfreulichen Resonanz auf das neue Lernsystem **medizin pur**, d.h. auf die Titel **pharmakologie, urologie, rechtsmedizin, ophthalmologie** und **innere medizin pur 1 und 2** erscheint jetzt in erster Auflage **gynäkologie pur - das skript** nahezu zeitgleich mit **gynäkologie pur - die karteikarten**.

gynäkologie pur stellt das Wissen der klinischen Fächer Gynäkologie und Geburtshilfe dar, so wie es im schriftlichen und mündlichen Staatsexamen abverlangt wird. Über die notwendige Prüfungsrelevanz hinaus haben wir uns ganz besonders bemüht, den klinischen und praxisnahen Bezug herzustellen.

gynäkologie pur - das skript ist in einer leicht verständlichen Sprache geschrieben. Didaktisch wertvolle Abbildungen und eine sinnvolle Gliederungsstruktur ergänzen die klare Darstellung. Die Anzahl der Abbildungen haben wir übrigens, verglichen mit früheren **medizin pur**-Titeln, noch einmal gewaltig erhöht.

Durch gezielte **Fragen** und eine **Lernliste** am Ende jedes Kapitels kann das Wissen aktiv erworben und gefestigt werden. Die heraustrennbare Lernliste am Ende des Buches bietet zudem die Möglichkeit, den Stoff unabhängig vom Skript zu wiederholen.

gynäkologie pur - das skript vereint Lehr- und Arbeitsmaterial in einem Werk. Es ist somit eine Erweiterung von **medizin pur - das lernsystem**. Selbstverständlich ist **gynäkologie pur - das skript** vollständig kompatibel zu **gynäkologie pur - die karteikarten**.

Natürlich hoffen wir, daß Sie das Lernsystem effizient nutzen können und **medizin pur** weiterempfehlen. Wir freuen uns über jede Reaktion von Ihnen, Kritik oder Lob, schreiben Sie uns doch, oder wagen Sie einen Anruf. Wir verbleiben so lange, herzlichst, Ihre

Dr. med. Philipp Börm   Dr. med. Andreas Bruckmeier

Benutzungshinweise

- Lesen Sie einen Textabschnitt zunächst langsam durch.
- Versuchen Sie den gelesenen Text inhaltlich nachzuvollziehen. Stellen Sie eigene Hypothesen zum Lerninhalt auf (damit erhöhen Sie die Lernbarkeit des Stoffes).
- Sichern Sie Ihren Lernerfolg durch häufiges Wiederholen.
- Repetieren Sie den gelernten Stoff anhand der Lernliste am Ende eines jeden Kapitels. Das gesamte Kapitel läßt sich dabei anhand der Überschriften und Gliederungsabkürzungen wiederholen (siehe Skizze).

Lernüberschriften

Gliederungsabkürzungen

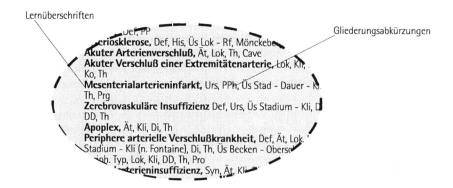

Def, PP
...eriosklerose, Def, His, Üs Lok - Rf, Mönckebe...
Akuter Arterienverschluß, Ät, Lok, Th, Cave
Akuter Verschluß einer Extremitätenarterie, Lok, Kli, .
Ko, Th
Mesenterialarterieninfarkt, Urs, PPh, Üs Stad - Dauer - K...
Th, Prg
Zerebrovaskuläre Insuffizienz Def, Urs, Üs Stadium - Kli, D...
DD, Th
Apoplex, Ät, Kli, Di, Th
Periphere arterielle Verschlußkrankheit, Def, Ät, Lok...
Stadium - Kli (n. Fontaine), Di, Th, Üs Becken - Obersc...
...nh. Typ, Lok, Kli, DD, Th, Pro
...terieninsuffizienz, Syn, Ät, Kli...

- Nutzen Sie auch die heraustrennbare Lernliste am Ende des Skripts: einfach an der gestrichelten Linie herausschneiden, einmal in der Mitte falten und mit Klammern heften. Das so entstandene Büchlein bietet Ihnen eine Übersicht aller Lernabschnitte aus diesem Skript. Nutzen Sie diese Synopsis als Repetitorium !

- Kontrollieren Sie Ihren Lernerfolg auch anhand der Fragensammlung am Kapitelende. Die Anzahl der notwendigen richtigen Antworten ist hinter der Frage in Klammern angegeben (siehe untenstehende Skizze).

fortlaufende
Fragennummer

Anzahl der
notwendigen Antworten

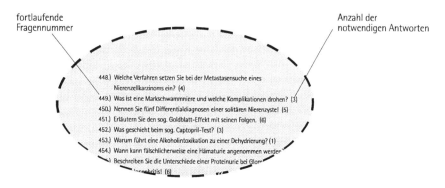

448.) Welche Verfahren setzen Sie bei der Metastasensuche eines Nierenzellkarzinoms ein? (4)
449.) Was ist eine Markschwammniere und welche Komplikationen drohen? (3)
450.) Nennen Sie fünf Differentialdiagnosen einer solitären Nierenzyste! (5)
451.) Erläutern Sie den sog. Goldblatt-Effekt mit seinen Folgen. (6)
452.) Was geschieht beim sog. Captopril-Test? (3)
453.) Warum führt eine Alkoholintoxikation zu einer Dehydrierung? (1)
454.) Wann kann fälschlicherweise eine Hämaturie angenommen werden...
...) Beschreiben Sie die Unterschiede einer Proteinurie bei Glom...
...onephritis! (6)

Der Textabschnitt auf den sich die Frage bezieht, ist am Rand des Lerntextes mit F und der entsprechenden Fragennummer markiert. Die Antwort auf die Frage ist im Text kursiv dargestellt (vgl Skizze).

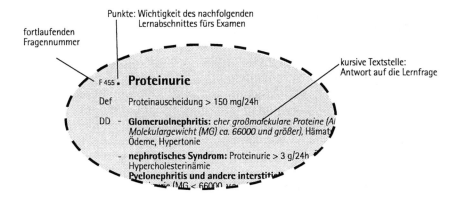

- Wiederholen Sie vor dem schriftlichen Examen anhand der Wertigkeitsangabe neben der Fragemarkierung am Textrand: zwei Kästchen bedeuten häufig im Examen abgefragt, ein Kästchen selten, kein Kästchen gar nicht abgefragt.

- Fragen Sie sich in geselliger Runde ab, verwenden Sie Wissensspiele, z.B. Trivial Pursuit oder medicumlaude.

- Inhaltsverzeichnis und Index ergänzen die Systematik.

Übrigens:
- Gewöhnen Sie sich langsam an den Umfang des Lernstoffes, beginnen Sie in Ihrer Examensvorbereitung nicht sofort mit zu groß gewählten Lernportionen.
- Lernen Sie zumindest zu Beginn in ruhiger Atmosphäre (z.B. Bibliothek).
- Bestimmen Sie Ihr individuelles Lernzeitmaß, d.h. die Zeit, die Sie sich ohne Unterbrechung in Ruhe nur mit dem Lernstoff beschäftigen können. Wählen Sie Ihre Lernzeiten entsprechend diesem Maß und versuchen Sie Ihr Lernzeitmaß allmählich auszudehnen.
- Kennzeichnen Sie Ihre problematischen Lernabschnitte. Zusammen mit den kompatiblen Kartensätzen **medizin pur – die karteikarten** erhöhen Sie hier Ihre Lerneffizienz.
- Belohnen Sie sich selbst nach erfolgreichem Bewältigen eines Lernabschnittes, z.B. durch einen Kino- oder Biergartenbesuch.

gynäkologie pur

Kapitel	Autor	Herausgeber
Allgemeines Entwicklung der Frau Menstruation Klimakterium Sexualität, Familie	Dr. med. Christine Wagner	Dr. med. Rainer Kimmig
Schwangerschaft Schwangerschafts- störungen	Dr. med. Gundula Klocke	Priv.-Doz. Dr. med., Dr. med. habil. Reinhold Knitza
Geburt Geburtskomplikationen Wochenbett	Dr. med. Christine Wagner	Priv.-Doz. Dr. med., Dr. med. habil. Reinhold Knitza
Entzündungen Infektionen Tumoren Inkontinenz Notfälle	Dr. med. Florian Hepp	Dr. med. Rainer Kimmig

Der Stand der medizinischen Wissenschaft ist durch Forschung und klinische Erfahrung ständig im Wandel. Herausgeber und Autoren haben größte Mühe darauf verwandt, daß insbesondere die therapeutischen Angaben in diesem Werk korrekt sind und dem derzeitigen Wissensstand entsprechen. Dennoch ist jeder Benutzer dazu aufgefordert, Angaben dieses Werkes gegebenenfalls durch andere Literaturquellen zu überprüfen und in eigener Verantwortung am Patienten zu handeln.

Inhaltsverzeichnis

Klimakterium

Sexualität, Familie

Schwangerschaft

Schwangerschaftsstörungen

Geburt

Wochenbett

Entzündungen

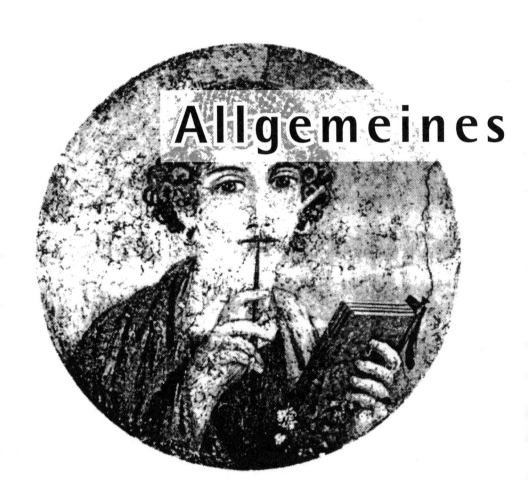

Allgemeines

Wandgemälde aus Pompeji (1.Jh. n. Chr.)
Junge Frau mit Schreibgriffel (sog. "Sappho")

Allgemeines

ANATOMIE

F1.   **Becken, Beckenboden**

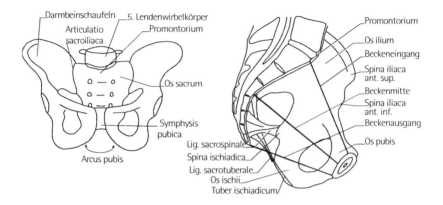

– Pelvis	Becken; Os sacrum +Ossa coxae (= Os ilium, Os ischii, Os pubis)
– Symphysis pubica	Schambeinfuge, zwischen Ossa pubes, mit Discus interpubicus und verstärkenden Bändern
– Linea terminalis	Linie von Promontorium über Linea arcuata (Os ilium) entlang Oberkante Os pubis zum Oberrand der Symphyse
– Pelvis major	großes Becken, Raum oberhalb der Linea terminalis zwischen den Darmbeinschaufeln
– Pelvis minor	kleines Becken, Raum unterhalb der Linea terminalis

F2.

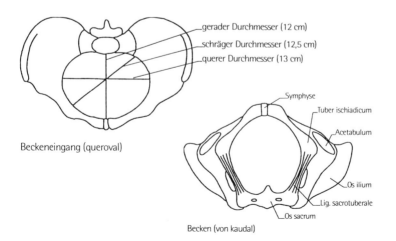

- *Beckeneingang*   *obere Öffnung des kleinen Beckens; engste Stelle des*
  Geburtskanals, queroval (Apertura pelvis superior)
- Beckenausgang   untere Öffnung des kleinen Beckens; längsoval (Ap. pelv. inf.)
- Beckenboden   Abschluß des Beckenausgangs, bestehend aus Diaphragma
  pelvis und Diaphragma urogenitale; Funktion: Halteapparat
  für Abdominal- und Beckenorgane, Kontinenz, Geburtskanal

F 3 ∎

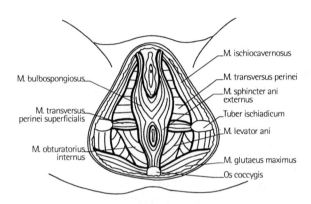

Beckenbodenmuskulatur

- Diaphragma pelvis   muskulärer Beckenboden (trichterförmig), bestehend aus
  M. levator ani (v.a. M. pubococcygeus) und M. coccygeus
- Diaphragma uro-   bindegew.-muskul. Wand zwischen unteren Schambeinästen
  genitale   (M. transversus perinei profundus und superficialis)
- Perineum   Damm, Weichteilbrücke zwischen Regio urogenitalis u. analis
- Schließmuskulatur   M. bulbospongiosus, M. ischiocavernosus,
  M. sphincter ani externus

F 4   ## Äußeres Genitale

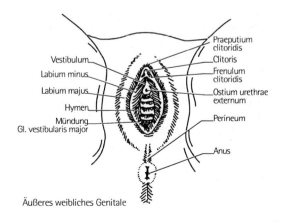

Äußeres weibliches Genitale

- Mons pubis	Schamberg, Fettpolster vor der Symphyse
- Labia majora	große Schamlippen, Hautwulst mit Talg-, Schweiß-, Duftdrüsen, außen behaart, innen schleimhautartig, darunter Schwellkörper
- Labia minora	kleine Schamlippen, Hautfalte mit Talgdrüsen
- Vestibulum vaginae	Scheidenvorhof, zwischen Labia minora und Hymenalsaum
- Bartholini-Drüse	Glandula vestibularis major, paarig, mündet ins Vestibulum
- Klitoris	erektiles Sexualorgan mit venösen Schwellkörpern (Kitzler)

F 5   Vagina

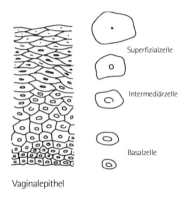

Anat
- 8-10 cm langer Muskelschlauch
- ausgekleidet von mehrschichtigem, unverhornten Plattenepithel
- enthält keine Drüsen

Superfizialzelle

Intermediärzelle

Basalzelle

Vaginalepithel

Phy
- Funktion: Schutz des inneren Genitale, Kohabitationsorgan, Geburtskanal
- Scheidensekret durch Transsudation des Epithels und Sekretion d. Bartholini-Drüsen
- *pH 3,5-5,5: Abschilferung von Epithelzellen ⇒ Zersetzung des Zellglykogens durch Döderlein-Bakterien (Lactobacilli acidophili, gram-pos. Stäbchen) ⇒ Bildung von Milchsäure ⇒ saures Vaginalmilieu (mikrobiologischer Schutz)*
- zyklische Veränderungen: Epithelaufbau in der Proliferationsphase (proportional zum Östrogeneinfluß), sehr glykogenhaltig zum Zeitpunkt der Ovulation, vermehrte Zellabstoßung in der Sekretionsphase

F 6   Uterus

- Uterus	Gebärmutter, ca. 8,5cm langes Hohlorgan, v.a. gl. Muskulatur
- Cervix uteri	unteres röhrenförmiges Uterusdrittel (Gebärmutterhals)
- Portio vaginalis	in die Scheide reichender Zervixanteil
- Fundus uteri	Uteruskuppe über dem Eintritt der Eileiter
- Corpus uteri	Uteruskörper zwischen Cervix und Fundus uteri
- Isthmus uteri	Übergang Cervix/Corpus
- *Douglas-Raum*	*Raum zwischen Rectum und Uterus (Excavatio recto-uterina)*
- Perimetrium	Peritonealüberzug des Uterus

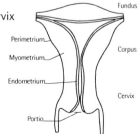

Fundus

Perimetrium

Corpus

Myometrium

Endometrium

Cervix

Portio

- Myometrium   spiralig angeordnete Uteruswand aus glatter Muskulatur
- Endometrium   Uterusschleimhaut aus Zylinderepithel und Drüsen,
                      bestehend aus Basalis (Regenerationsschicht) und
                      Functionalis (zyklischen Veränderungen unterworfen)

F 7 ▪▪

Halterungssystem
- Lig. latum uteri: Peritonealduplikatur zwischen Uterus und seitl. Beckenwand
- Lig. teres uteri: Band vom Tubenwinkel durch Lig. latum uteri und
                         Leistenkanal zu den Labia majora (Lig. rotundum)
- Lig. vesicouterinum: vorderes Parametrium zum Blasenpfeiler (von Ureter
                         durchzogen)
- Lig. cardinale: laterales Parametrium zur Beckenwand unter Lig. latum
- Lig. sacrouterinum: hinteres Parametrium pararektal zum Os sacrum

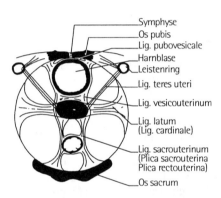

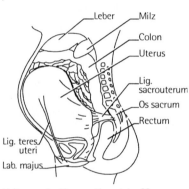

Halterung des Uterus während der SS

F 8 ▪▪

Phy
- Funktion: Nidationsort, Fruchthalter
  und Austreibungsorgan
- Endometrium: Vorbereitung der
  Nidation und Ernährung der
  Schwangerschaft
- normale Haltung: Anteflexio,
  Anteversio

endometrialer Zyklus (d. Functionalis):
- *Proliferation* (durch Östrogene)
- *Sekretion*: funktionelle Ausreifung
  (durch Östrogene und Gestagene)
- *Dezidualisation*: weitere Differenzierung
  bei Befruchtung und Implantation
- *Menstruation*: Abstoßung der Functionalis durch
  Hormonentzug als
  hyperfibrinolytische Blutung
  (keine Koagel)
- *Regeneration*: aus Basalis
  und Funktionalisresten

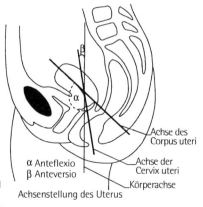

Achsenstellung des Uterus

α Anteflexio
β Anteversio

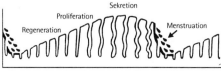

F 9

Tuben (Salpinx, Eileiter)

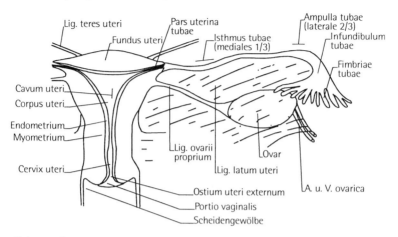

- Tuba uterina   ca. 12cm langer Eileiter zwischen Uterus u. Ovarumgebung
- Infundibulum tubae trichterförmiger, offener Beginn der Tube am Ovar
- Fimbriae tubae   fransenartige Anhängsel des Infundibulums
- Ampulla tubae   laterale 2/3 der Tube
- Isthmus tubae   mediales, enges 1/3 der Tube (lateral des Uterus)
- Pars uterina tubae   in Uteruswand gelegener Tubenanteil

F 10

- Wandschichten   Tunica serosa, muscularis und mucosa
- Tunica mucosa   einschichtiges, prismatisches Flimmerepithel mit
                       Drüsenzellen (zyklusabhängig sekretorisch) und Längsfalten

Phy - Funktion: Befruchtungsort, Gametentransport
     - zyklische Veränderungen: Ausreifung der Flimmer- und Drüsenzellen
     - *Gametentransport: Eiaufnahme nach Ovulation, ggf. Befruchtung in der Tube,*
       Wanderung durch Flüssigkeitsstrom des Flimmerepithels, Längsfalten als
       Gleitschienen
     - Sekret: bewirkt Kapazitation, d.h. morphol. Veränderung des Spermatozoons mit
       Erwerb der Fähigkeit, in Eizelle einzudringen; Ernährung des Gameten

F 11

Ovarien

- Ovarium   intraperitonealer, mandelförmiger Eierstock (z.b. 3x2x1cm)
- Cortex ovarii   Organrinde, mit Follikeln unterschiedlicher Reife
- Medulla ovarii   Organkern, bindegewebig, gefäßreich

Phy   Funktion: Bereitstellung befruchtungsfähiger Gameten und Bildung von
Hormonen (Östrogene, Progesteron, Androgene, Inhibin = FSH-Hemmer)

ovarieller Zyklus
- Primärfollikel: Eizelle + einschichtiges Follikelepithel, kein Lumen (ca. 1Mio im
Ovar des Neugeborenen)
- Sekundärfollikel: Eizelle + mehrschichtiges Follikelepithel (durch FSH)
- Tertiärfollikel (= reifer oder Graaf Follikel, ca. 0.5 - 1 cm): Oozyte in exzentrisch
gehäuften Follikelepithelien (Cumulus oophorus) mit Liquorraum
  1.) keine Ovulation: Tertiärfollikel ⇒ Atresie ⇒ Narbe
  2.) Ovulation: Tertiärfollikel ⇒ Corpus luteum
     2a.) bei Befruchtung: Corpus luteum ⇒ Corpus luteum graviditatis
     2b.) ohne Befruchtung: Corpus luteum ⇒ Corpus albicans

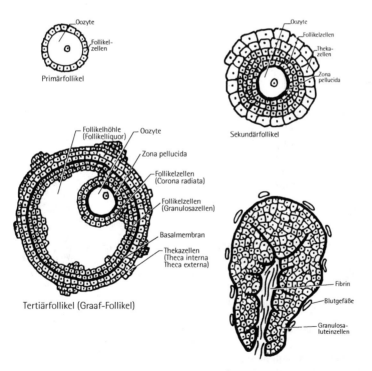

Oozyte
Follikel-
zellen
Primärfollikel

Oozyte
Follikelzellen
Theka-
zellen
Zona
pellucida
Sekundärfollikel

Follikelhöhle
(Follikelliquor)
Oozyte
Zona pellucida
Follikelzellen
(Corona radiata)
Follikelzellen
(Granulosazellen)
Basalmembran
Thekazellen
(Theca interna
Theca externa)
Tertiärfollikel (Graaf-Follikel)

Fibrin
Blutgefäße
Granulosa-
luteinzellen
Corpus luteum

F 12 ▪ **Weibliches Genitale**

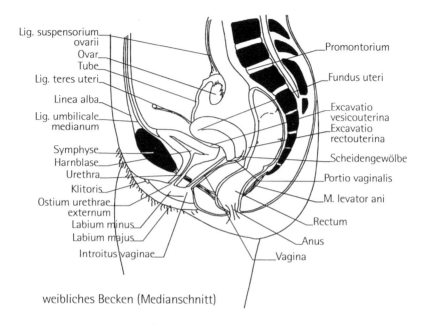

Lig. suspensorium ovarii
Ovar
Tube
Lig. teres uteri
Linea alba
Lig. umbilicale medianum
Symphyse
Harnblase
Urethra
Klitoris
Ostium urethrae externum
Labium minus
Labium majus
Introitus vaginae

Promontorium
Fundus uteri
Excavatio vesicouterina
Excavatio rectouterina
Scheidengewölbe
Portio vaginalis
M. levator ani
Rectum
Anus
Vagina

weibliches Becken (Medianschnitt)

F 13   **Brustdrüse**

- Papilla mammae — Brustwarze, mit Mündungen der Milchgänge
- Areola pap. m. — Warzenhof
- Corpus mammae — Drüsenkörper aus Glandula mammaria und Fettgewebe
- Gl. mammaria — Brustdrüsengewebe, bestehend aus 12 -20 Drüsenlappen
- Lobus gl. m. — Drüsenlappen, bestehend aus Drüsenläppchen (Lobuli)
- Ductus lactiferi — 12 - 20 Ausführungsgänge (1 Gang/Drüsenlappen)
- Sinus lactiferi — spindelförmige Erweiterungen der Ductus lactiferi kurz vor Mündung auf Brustwarze

M. pectoralis major
Pectoralisfaszie
Fettgewebe
Lobus
Lobulus
Papilla mammae
Ductus lactiferus
Sinus lactiferus

infra-klavikulär
retro-sternal
axillär

Alters- und Hormonabhängigkeit:
- Brustdrüsenwachstum (Thelarche) ab 10.-11. Lj. durch Östrogene, Abschluß durch Progesteron
- zyklische prämenstruelle Reaktionen (ca. bis zum 27. Zyklustag): Sprossung der Milchgänge, Brustvergrößerung, Mastodynie
- während der Gravidität Hypertrophie durch Prolaktin und Sexualhormone (E_2)

Lymphabfluß der Mamma

HORMONE

F 14 . **Releasing-Hormon**

Syn Luteinisierendes-Hormon-Releasing-Hormon, LH-RH, Gonadotropin-RH, GnRH, Follikel-stimulierendes-Hormon-RH, FSH-RH

Biog Proteohormon aus 10 Amnosäuren, Bildung im Hypothalamus

Sekr pulsatile Sekretion über Portalkreislauf zur Hypophyse (alle 60-120min)

Wi Gonadotropinfreisetzung ↑

Oxytocin

Biog Proteohormon aus 9 Amnosäuren, Bildung im Hypothalamus, Speicherung im Hypophysenhinterlappen (HHL

Sekr Ausschüttung durch Reizung der Genitalorgane (Dehnung bei Geburt, Saugakt), kurze Halbwertszeit

Wi Kontraktion der Uterus- und Milchdrüsenmuskulatur, Milcheinschuß

Ind *Anwendung als synthetisches Pharmakon bei Geburtseinleitung, Wehenschwäche, nach operativer Geburtsbeendigung (Sectio), bei postpartaler Uterusatonie und Uterusblutungen*

F 15 . **Gonadotropine**

	FSH	LH
Syn	Follikel-stimulierendes Hormon	luteinisierendes Hormon
Biog	Proteohormon, Bildung in basophilen Zellen des HVL (Adenohypophyse)	Proteohormon, Bildung in basophilen Zelllen des HVL
Sekr	LH-RH ↑ ⇒ FSH ↑, pulsatile Sekretion v.a. in früher/mittlerer Follikelphase, Maximum in Zyklusmitte	LH-RH ↑ ⇒ LH ↑, diskontinuierliche, pulsatile Sekretion, zyklusabhängig
Wi	Wachstum von Sekundär- und Tertiärfollikeln, Östrogensynthese ↑	Ovulationsauslöser (LH-Peak), Gestagensynthese

Anm - *HCG (= Human-Chorion-Gonadotropin, Schwangerschaftstest) entspricht LH;* Bildung anfangs in Trophoblast, dann in Plazenta; stimuliert während Frühgravidität Corpus luteum

- HMG (= Human-Menopausen-Gonadotropin), Gemisch von LH und FSH aus Urin von Frauen nach der Menopause; Wi entpricht im wesentlichen der von FSH

F 16 ·· Prolaktin

Syn   laktotropes Hormon, LTH

Biog   Proteohormon, Bildung in azidophilen Zellen des HVL (auch Plazenta)

Sekr   - *PIF (= Prolaktin-inhibierender Faktor = Dopamin)* ↑ ⇒ *Prolaktin* ↓
      - physiologischer Anstieg nachts (zirkadianer Rhythmus), während zweiter Zyklushälfte, Gravidität und Stillzeit

Wi   Stimulation der Milchproduktion (Galaktopoese), adrenale Steroidgenese ↑, hohe Prolaktinspiegel hemmen Ovulation und Gelbkörperbildung

Androgene

Biog   Steroidhormone; Bildung in Hoden (Leydigsche Zwischenzellen), NNR, Ovar; im Fettgewebe Umwandlung von Östrogenen in Androgene

Sekr   NNR-Sekr. ACTH-gesteuert, Hoden- und Ovar-Sekr. Gonadotropin-gesteuert

Elim   Abbau durch Fettgewebe und Leber, renale Exkretion

Wi   anabol: Wachstumsstimulierung aller Organe, Induktion des Epiphysenschlusses; Entwicklung sekundärer männlicher Geschlechtsmerkmale (Haarwuchs; Stimme), d.h. Virilisierung der Frau, Libido ↑; Vorstufen der Östrogensynthese; biol. Wi durch freie (nicht Albumin-gebundene) Androgene Dihydrotestosteron und Testosteron

F 17 ·· Östrogene

Biog   Steroidhormone (v.a. Östradiol), Bildung aus Cholesterin in den Ovarien (v.a. im Follikel, in Granulosazellen), auch in Plazenta (Synzytium), NNR und Hoden

Sekr   zyklusabhängig (langsamer präovulatorischer Anstieg)

Elim   hepatischer Abbau, renale Ausscheidung (v.a. als Östriol)

Wi   - *Entwicklung und Erhaltung sekundärer weiblicher Geschlechtsmerkmale*
      - *zyklisch: Proliferation von Endometrium und Vaginalepithel, Verflüssigung und Alkalisierung des Zervikalsekrets, positives Farnkrautphänomen*
      - *Proteinanabolismus*
      - *subkutane Fettpolster* ↑, *Cholesterin i.S.* ↓
      - *Ca^{2+}-Resorption* ↑, *Ca^{2+}-Einbau in Knochen* ↑ ⇒ Erhalt der Knochenmasse
      - *Vasodilatation*

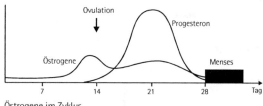

Östrogene im Zyklus

F 18 ▪ **Gestagene**

Syn   Gelbkörperhormone, Gestagen-Stoffgruppe (Hauptvertreter Progesteron)

Biog   Steroidhormon, Bildung in Corpus luteum (Granulosa-Luteinzellen) und Plazenta, beim Mann auch in NNR

Sekr   in Follikelphase kaum nachweisbar, glockenförmige Sekr.-Kurve in Lutealphase

Elim   hepatischer Abbau, renale Exkretion (v.a. als Pregnandiol)

Wi   - nur Effekt nach vorhergehender Östrogenstimulation
    - *sekretorische und/oder regressive Veränderungen von Endometrium und Vaginalepithel, Verdickung und Abnahme des Zervikalsekrets,* Sekretionsbereitschaft der Brustdrüse ↑ (Vorbereitung einer Gravidität), Basaltemperatur ↑, Farnkrautphänomen negativ
    - Proteinkatabolismus, Tonusabnahme der glatten Muskulatur (⇒ Varikosis)

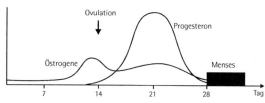

Progesteron im Zyklus

GYNÄKOLOGISCHE DIAGNOSTIK

F 19 ••   ## Gynäkologische Diagnostik

Spekulumuntersuchung: Inspektion
von Vagina und Portio mit einem
Handspiegel nach Spreizen des
Introitus
bimanuelle Palpation
Kolposkopie: Lupenbetrachtung der
Portio in 10-40-facher Vergrößerung

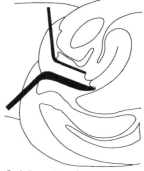

Spekulumuntersuchung

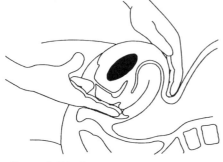

Bimanuelle Palpation

Nullipara

Pluripara

Muttermund bei Nullipara und Pluripara

F 20 ••

Vaginalzytologie, Zervixzytologie:
Beurteilung der durch Abstrich
gewonnenen Epithelien
Kürettage: *Entnahme von Gewebe
aus dem Cavum uteri mittels Kürette
zur histologischen Untersuchung*
Strichkürettage (Strichabrasio): Entnahme
eines Endometriumstreifens
Vollkürettage (Abrasio): Ausschabung
der Functionalis (ca. 70%)

Superfizialzellen
(bei Östrogenüberschuß)

Intermediärzellen
(normal)

Basalzellen
(bei Östrogenmangel)

Scheidenabstrich, Zytologie

fraktionierte Kürettage: getrennte Gewebsentnahme aus Cervix und Corpus uteri

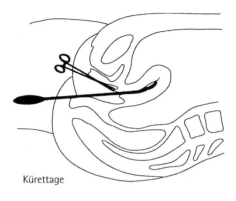

Kürettage

F 21 ■■

Konisation: *Entnahme eines kegelförmigen Gewebsstücks aus der Portio zur histologischen Untersuchung*
Pertubation: Durchblasung der Eileiter zur Beurteilung der Durchgängigkeit
Hysterosalpingographie: Röntgenkontrastdarstellung von Zervixkanal, Cavum uteri und Tuben
Hysteroskopie: endoskopische Inspektion von Gebärmutterhöhle und Gebärmutterhalskanal
Sonographie: abdominale oder vaginale Ultraschalluntersuchung
Laparoskopie: Inspektion der Bauchhöhle mit einem starren Endoskop
Mammographie: spezielle Röntgendarstellung der weiblichen Brust

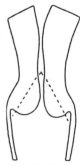

Konisation

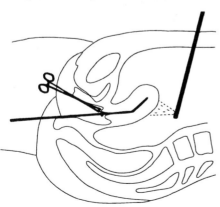

gynäkologische Laparoskopie

LERNLISTE ALLGEMEINES

Becken, Beckenboden, Pelvis, Symphysis pubica, Linea terminalis, Pelvis major, Pelvis minor, Beckeneingang, Beckenausgang, Beckenboden, Diaphragma pelvis, Diaphragma urogenitale, Perineum, Schließmuskulatur
Äußeres Genitale, Mons pubis, Labia majora, Labia minora, Vestibulum vaginae, Bartholini-Drüse, Klitoris
Vagina, Anat, Phy
Uterus, Uterus, Cervix uteri, Portio vaginalis, Fundus uteri, Corpus uteri, Isthmus uteri, Douglas-Raum, Perimetrium, Myometrium, Endometrium, **Halterungssystem**, Lig. latum uteri, Lig. teres uteri, Lig. vesicouterinum, Lig. cardinale, Lig. sacrouterinum, Phy, endometrialer Zyklus
Tuben (Salpinx, Eileiter), Tuba uterina, Infundibulum tubae, Fimbriae tubae, Ampulla tubae, Isthmus tubae, Pars uterina tubae, Wandschichten, Tunica mucosa, Phy
Ovarien, Ovarium, Cortex ovarii, Medulla ovarii, Phy, **ovarieller Zyklus**, Primärfollikel, Sekundärfollikel, Tertiärfollikel
Weibliches Genitale, Anat
Brustdrüse, Papilla mammae, Areola pap. m., Corpus mammae, Gl. mammaria, Lobus gl. m, Ductus lactiferi, Sinus lactiferi, Alters- und Hormonabhängigkeit
Releasing-Hormon, Syn, Biog, Sekr, Wi
Oxytocin, Biog, Sekr, Wi, Ind
Gonadotropine, Syn, Biog, Sekr, Wi, Anm
Prolaktin, Syn, Biog, Sekr, Wi
Androgene, Biog, Sekr, Elim, Wi
Östrogene, Biog, Sekr, Elim, Wi
Progesteron, Syn, Biog, Sekr, Wi
Gynäkologische Diagnostik, Spekulumuntersuchung, bimanuelle Palpation, Kolposkopie, Vaginalzytologie, Kolpozytologie, Portiozytologie, Zervixzytologie, Kürettage, Strichkürettage, fraktionierte Kürettage, Konisation, Pertubation, Hysterosalpingographie, Hysteroskopie, Sonographie, Laparoskopie, Mammographie

FRAGEN ALLGEMEINES

1.)   Beschreiben Sie in nebenstehender Skizze die markierten anatomischen
       Strukturen. (12)

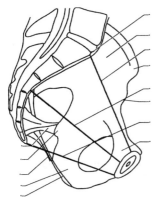

2.)   Welches ist die engste Stelle des Geburtskanals und welche anatomischen
       Strukturen erkennen Sie auf nebenstehender Skizze? (7)

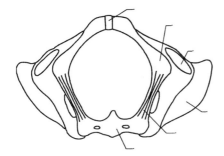

3.)   Benennen Sie die mit einem Strich gekennzeichneten anatomischen Strukturen.
       (10)

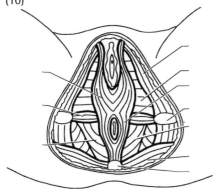

4.)   Erläutern Sie das äußere weibliche Genitale anhand nebenstehender Abbildung. (10)

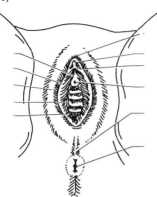

5.)   Wie entsteht das saure Vaginalmilieu? (4)

6.)   Was verstehen Sie unter dem sog. Douglas-Raum? Erläutern Sie auch nebenstehende Skizze und grenzen Sie dabei Fundus, Corpus und Cervix uteri gegeneinander ab. (10)

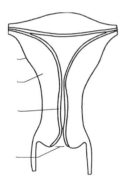

7.)   Erklären Sie den Halterungsapparat des Uterus anhand der Skizze. (10)

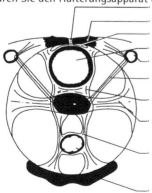

8.)　　Nennen Sie die fünf Phasen des endometrialen Zyklus. (5)

9.)　　Beschriften Sie die Abbildung. (18)

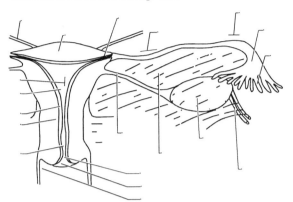

10.)　Wie funktioniert der Gametentransport in den Eileitern? (3)

11.)　Welche anatomischen Strukturen erkennen Sie in der nebenstehenden Skizze eines Graaf-Follikels. (7)

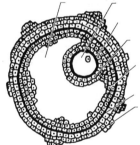

Tertiärfollikel (Graaf-Follikel)

12.)　Welche anatomischen Strukturen erkennen Sie? (20)

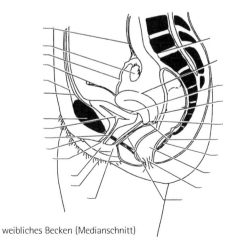

weibliches Becken (Medianschnitt)

13.)   Erklären Sie den Lymphabfluß der Mamma anhand der Abbildung. (3)

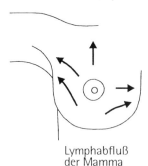

Lymphabfluß
der Mamma

14.)   Wann kommt Oxytocin als Medikament zur Anwendung? (5)

15.)   Was ist HCG, welchem Gonadotropin entspricht es und bei welcher Gelegenheit
        wird es gemessen? (3)

16.)   Durch welches Hormon wird die Sekretion von Prolaktin gehemmt? (1)

17.)   Welche Wirkungen haben die Östrogene auf den weiblichen Organismus? (8)

18.)   Welche Wirkungen hat Progesteron auf Endometrium, Vaginalepithel und
        Zervikalsekret? (6)

19.)   Erläutern Sie die bimanuelle Palpation. (3)

20.)   Was ist eine Kürettage? (4)

21.)   Was ist eine Konisation? (3)

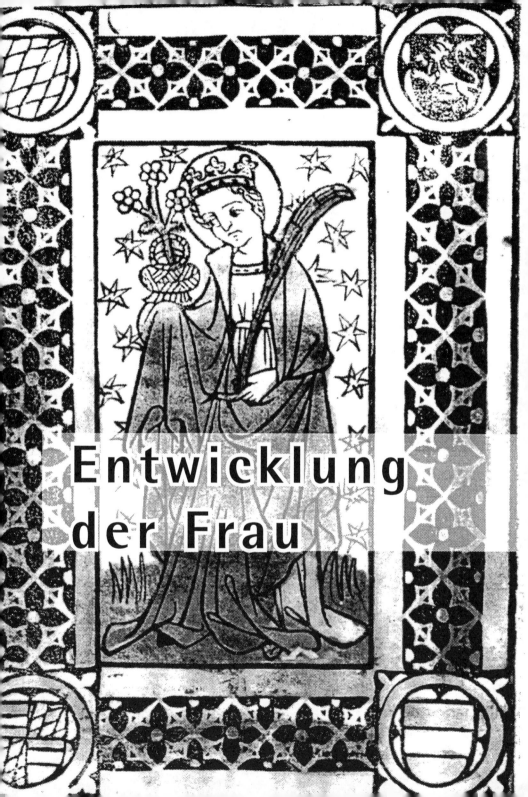

Entwicklung
der Frau

Unbekannter Meister (um 1430)
Heilige Dorothea

Entwicklung der Frau

SEXUELLE DIFFERENZIERUNG

F 22 . **Geschlechtsentwicklung**

chromosomale Geschlechtsdeterminierung
- das chromosomale Geschlecht wird durch das im Spermatozoon enthaltene Geschlechtschromosom determiniert.
- weiblich: XX-Zygote, Barr-Körperchen positiv
- männlich: XY-Zygote, Barr-Körperchen negativ

gonadale Geschlechtsdeterminierug
die Differenzierung der primordialen Gonade in Ovar bzw. Testis wird durch die im X- bzw. Y-Chromosom enthaltene genetische Information determiniert. Bei Vorhandensein eines Y-Chromosoms kommt es zur Bildung von Hoden, ohne Y-Chromosom erfolgt eine weibliche Entwicklung.

phänotypische Geschlechtsdeterminierung
das morphologische Geschlecht, d.h. der Phänotyp wird durch die inkretorische Gonadenfunktion determiniert.

F 23 ■

Differenzierung des äußeren Genitale:
- die Kloakenfalten bilden die Urethralfalten, später die Labia minora
- die Genitalhöcker (kraniale Vereinigung der Kloakenfalten) bilden die Klitoris
- die Genitalwülste (bds. der Urethralfalten) bilden die Labia majora
- die Urogenitalspalte (Lumen zwischen Urethralfalten) entwickelt das Vestibulum

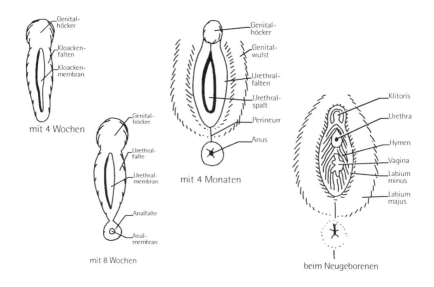

mit 4 Wochen

mit 8 Wochen

mit 4 Monaten

beim Neugeborenen

F 24 ■

Differenzierung des inneren Genitale:

- *die mittleren und unteren Abschnitte der Müllerschen Gänge (lateral des Urnierenganges) bilden den Genitalstrang, der durch Lumenbildung zum Uterovaginalkanal, später Corpus, Cervix, Vagina (obere 2/3) differenziert.*
- *die oberen Anteile der Müllerschen Gänge bilden die Tuben.*
- die Genitalleiste (Zölomepithel + Mesenchym) bildet durch Einwanderung von Urkeimzellen die primären Keimstränge (= indifferente Gonadenanlagen). Durch gonadale Geschlechtsdeterminierung differenzieren diese zum Ovar (oder Testis).
- der Sinus urogenitalis (vorderer Kloakenabschnitt) bildet das untere Vaginaldrittel, Harnblase und Harnröhre.

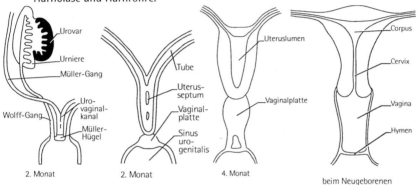

2. Monat	2. Monat	4. Monat	beim Neugeborenen

F 25 ■

Uterus- und Vaginalfehlbildungen

Ät   gestörte Vereinigung der Müllerschen Gänge und/oder Ausbleiben der Lumenbildung

Form - Uterus-, Vaginalaplasie   sog. Mayer-von-Rokitansky-Küster-Hauser-Syndrom (bei 50% Fehlbildungen auch an Niere u. Harnwegen; Kli: primäre Amenorrhoe, Kohabitationsbeschwerden)
- Vaginalsepten   (vollständig oder teilweise)
- Uterus arcuatus   bogenförmige Senkung des Fundus uteri
- Uterus (sub-)septus   Uterusseptum in Zervix und (/oder) Cavum uteri

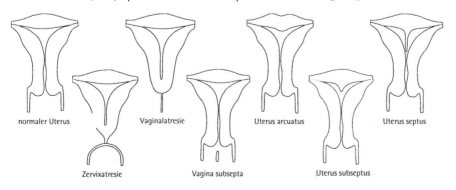

normaler Uterus	Vaginalatresie	Uterus arcuatus	Uterus septus
Zervixatresie	Vagina subsepta	Uterus subseptus	

F 26 ■

- Uterus unicornis	einhörniger Uterus (mit rudimentärem zweiten Horn)
- Uterus bifornicis	Uterusseptum nur in Zervix uteri
- Uterus bicornis unicollis	doppelhörniger Corpus uteri, eine Zervix
- Uterus didelphys	doppelhörniger Corpus uteri, doppelte Zervix
- Uterus duplex, Vagina septa	doppelter Uterus mit Scheidenseptum
- Hymenalatresie	Verschluß d. Vagina durch nicht-perforiertes Hymen (primäre Amenorrhoe, Hymenvorwölbung, -Prolaps)

Di   Inspektion, Palpation, Sono, Hysteroskopie, Pelviskopie,
      evtl. Hysterosalpingographie

Th   operative Korrektur, sofern möglich und sinnvoll (z.B. künstliche Scheide bei
      Mayer-von-Rokitansky-Küster-Hauser-Syndrom)

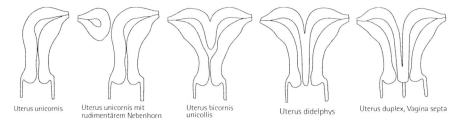

Uterus unicornis   Uterus unicornis mit   Uterus bicornis   Uterus didelphys   Uterus duplex, Vagina septa
                   rudimentärem Nebenhorn unicollis

F 27 ■   **Fehlbildungen der Tuben**

Ät   einseitige oder beidseitige Fehlanlage der Müllerschen Gänge

Form   - Tubenaplasie   (ein- oder beidseitig)
        - Tubenhypoplasie   (ein- oder beidseitig)
        - Tubenatresie (Verschluß)

Di   Pelviskopie, Chromopertubation

Th   bei Atresie evtl. operative Korrektur

Aberrationen der Geschlechtschromosomen

Typ	numerisch	strukturell
Def	Änderung der Anzahl der Geschlechtschromosomen	Änderung der Struktur der Geschlechtschromosomen
Ät	*Non-disjunction in der Meiose, bei früher Zygote Spindelstörung*	Deletion, Inversion
Beispiel	45 X0 (), 47 XXY ()	X-Y-Genaustausch (Hermaphroditismus verus)

F 28   **Gonadendysgenesie**

Def   rudimentär angelegte, nicht-funktionsfähige Gonaden (Fehlen der Keimzellen)

Form   - Ulrich-Turner-Syndrom: gonosomale Monosomie (45 X0-Gonadendysgenesie) oder
       Mosaike (45 X0 - 46 XX - 47 XXX)
       - Swyer-Syndrom (XY-Gonadendysgenesie): ; Supprimierung der Bildung des HY-Ag
       (= männliche Ag-Eigenschaft) durch abnormes X oder HY-Rezeptordefekt
       - XX-Gonadendysgenesie (reine Gonadendysgenesie)

PPh   Östrogenmangel ⇒ gestörte Entwicklung der Gonaden

Kli   - allgemein: präpubertäre innere u. äußere Genitale, primäre Amenorrhoe, Sterilität
      - Turner: phänotypisch weiblich, Dysmorphien (kurzer Hals, Pterygium colli,
        Schildthorax, hoher Gaumen), Herzfehler, Minderwuchs, Hand- und
        Fußrückenödeme, normale bis verminderte Intelligenz
      - Swyer: Karyotyp männl., Phänotyp weibl., keine Fehlbildungen, kein Minderwuchs
        (cave Entw. von Dysgerminom- oder Gonadoblastom ⇒ Keimleisten entfernen)
      - XX-Gonadendysgenesie: keine Fehlbildungen, kein Minderwuchs, rudimentäre
        Keimleisten (⇒ evtl. Androgenbildung, Virilisierung)

Di   Klinik, Lab (hypergonadotroper Hypogonadismus: LH ↑, FSH ↑, Östrogene ↓),
      Karyogramm, Gonadenbiopsie

Th   keine kausale Th möglich, *Östrogensubstitution*

F 29   **Intersexualität**

Def   Diskrepanz zwischen chromosomalem Geschlecht und gonadalem bzw.
      phänotypischem Geschlecht unterschiedlichen Ausmaßes

Form   Hermaphroditismus verus, Pseudohermaphroditismus femininus bzw. masculinus,
       i.w.S. auch Agonadismus, Gonadendysgenesie, adrenogenitales Syndrom

Hermaphroditismus verus

Def   gleichzeitiges Vorhandensein von Ovar- und Hodengewebe bei normal
      männlichem bzw. normal weiblichem Karyotyp

Ät   X-Y-Genaustausch, Y-Autosom-Translation, Genmutation

Kli   Ovar + Hoden, oder sog. Ovotestis, weibliche Teile überwiegen, Ovar meist
      funktionsfähig, unterschiedlich ausgeprägte äußere Genitale und sekundäre
      Geschlechtsmerkmale, z.B. knotiger Phallus, Mammae, intraabdominelle Gonaden

Di   Karyogramm, Laparoskopie, Histologie

Th operative Korrektur (Vagina-, Phallusrekonstruktion; Testis/Ovotestis entfernen, wegen möglicher Entartung), Hormonsubstitution, psychische Betreuung

Prg Prognose Geschlechtsfunktion und Fertilität recht gut!

F 30 Pseudohermaphroditismus

Def gleichzeitiges Vorhandensein von Gonaden des einen Geschlechts und Genitalien und sekundären Geschlechtsmerkmalen des anderen Geschlechts

Form	Pseudohermaphrod. masculinus (testikuläre Feminisierung)	Pseudohermaphrod. femininus
Genot.	männlich	weiblich
Phänot.	weiblich ()	virilisiert weiblich bis männlich
Ät	X-chrom.-rez. Androgeninsensitivät durch kongenitalen Rezeptormangel, Androgensynthesestörungen	Androgene ↑, z.B. NNR-Hyperplasie bei Enzymdefekt (AGS), Tumoren (Ovar, NN), intrauterine exogene Zufuhr
Kli	*keine Axillar- und Schambehaarung, normales äußeres Genitale/Mamma; primäre Amenorrhoe; Testes intraabdominal, inguinal, labial; evtl. Vaginalhypoplasie, Uterusaplasie*	*Klitorishypertrophie bis Phallus, persistierender Sinus urogenitalis, Labienfusion (Virilisierung abhängig vom Zeitpunkt der Androgeneinwirkung)*
Di	Kli, Karyogramm (46 XY), Lab (LH ↑, Testosteron ↑)	Karyogramm (46 XX), Lab (DHEA ↑, Testosteron ↑), Neoplasie-Ausschluß
Th	Entfernung der Testes nach Pubertät (Malignität!), Hormonsubstitution	Tumorexstirpation, sofortige Hormonsubstitution

F 31 Adrenogenitales Syndrom (AGS)

Def autos.-rez. vererbter Enzymdefekt der Kortisolsynthese mit Androgenüberschuß

PPh Kortisol ↓ ⟹ ACTH ↑ ⟹ NNR-Hyperplasie ⟹ Androgene ↑
⟹ Hemmung von FSH und LH, Virilisierung

Ät 21-Hydroxylasedefekt (90 %), 11ß-Hydroxylasedefekt (5%)

Kli - Virilisierung, Klitorishypertrophie, primäre/sekundäre Amenorrhoe
- akzeleriertes Wachstum, früher Schluß der Epiphysenfugen ⟹ kurze Extremitäten bei normalem Rumpf ("als Kinder Riesen, als Erwachsene Zwerge")
- evtl. Salzverlustsyndrom durch zusätzliche Mineralokortikoidsynthesestörung (2-3 Wo pp) ⟹ Na^+ i.S. ↓, K^+ i.S. ↑, Erbrechen, Exsikkose, Durchfälle, Schock

Verl - *klassische Form:* *Manifestation im Säuglingsalter (2 und 3. Lebenswoche)*
- *"late onset" Form:* *Virilisierung in der Pubertät*
- *"cryptic" Form:* *klinisch unauffällig*

Di Klinik, Lab (Kortisol ↓, ACTH ↑, Androgene ↑), Karyogramm

Th - Langzeitgabe von **Glukokortikoiden**, evtl. Antiandrogene (⇒ Gonadotropine ↑)
- bei Salzverlustsyndrom Mineralokortikoide

Prg bei frühzeitiger Th normale weibliche Entwicklung, Menstruation und SS möglich!

F 32 **Hirsutismus**

Def männlicher Behaarungstyp bei Frauen durch Zunahme der
androgenabhängigen Sekundärbehaarung
(Hypertrichose = vermehrte unspezifische Behaarung)

Ät **idiopathisch (90%):** *Sensibilität der Haarfollikel gegen Androgene gesteigert,*
kein Androgenüberschuß ⇒ keine Oligomenorrhoe, Akne oder Virilisation

symptomatisch (Androgenbildung ↑)
- ovariell: polyzystische Ovarien (= Stein-Leventhal-Syndrom, PCO)
⇒ Amenorrhoe, Infertilität
- adrenal: Hyperplasie oder Tumoren der NNR, AGS
- exogen: Testosteron, Anabolika
(Hypertrichose bei: Phenytoin, Minoxidil, Spironolakton)

Di - adrenale Ursache: ACTH-Gabe ⇒ Androgene und 17-Ketosteroide i.U. ↑
- ovarielle Ursache: HCG-Gabe ⇒ 17-Ketosteroide i.U. ↑

Th - der Grunderkrankung
- bei idiopathischem Hirsutismus: kosmetisch (Rasur, Epilation), medikamentös
(Östrogen-Gestagen-Ovulationshemmer; Antiandrogen, z.B. Cyproteronacetat)

PUBERTÄT

F 33   **Pubertät**

Def   Geschlechtsentwicklung ab der Ausbildung sekundärer Geschlechtsmerkmale bis
       zum Erreichen der Geschlechtsreife (zwischen ca. 10. und 15. Lj.)

       sekundäre Geschlechtsmerkmale: *Mammae, charakteristische Körperbehaarung,*
       Fettverteilung, (beim Mann tiefe Stimme)

Kli

Organveränderung	Alter	durch Hormon
Thelarche (Beginn des Brustwarzenwachstums)	10.-11. Lj.	Östrogene
Pubarche (Beginn des Schamhaarwachstums)	11.-12- Lj.	Androgene
Wachstumsschub, Fettablagerung ↑	12. Lj.	Andr./Östr.
Vagina: Wachstum, Schleimhautproliferation, Bildung eines sauren Milieus	12. Lj.	Östrogene
Wachstum der inneren Genitale	12. Lj.	Östrogene
Beginn des Wachstums der Achselhaare	12,5. Lj.	Androgene
Menarche (Zeitpunkt der ersten Menstruation)	12,5. Lj.	Östr./Gest.

Psy   Diskrepanz zwischen psychischer und physischer Entwicklung ⇒ geringe
       Frustrationstoleranz, Aggressionstendenzen, Konformitätsneigung, Suizidalität ↑

F 34 .   **Pubertas praecox**

Def   *Auftreten sekundärer Geschlechtsmerkmale vor dem 8. Lebensjahr*
       (bei Buben vor dem 10. Lj.) durch Anstieg der Gonadotropine

PPh   Gonadotropine ↑ ⇒ vorzeitige (aber geordnete) Geschlechtsentwicklung
       (Thelarche, Pubarche, Menarche), Wachstumsstillstand durch Epiphysenschluß

Ät   - idiopathisch: hypothalamische Fehlsteuerung
       - hirnorganisch: Tumor, Hydrocephalus, Enzephalitis

Di   Lab (Gonadotropine ↑, Sexualsteroide ↑), Sono, CT, NMR

Th   Th der Grunderkrankung

Pseudopubertas praecox

Def	*Auftreten sekundärer Geschlechtsmerkmale vor dem 8. Lebensjahr durch Anstieg der Sexualsteroide ohne initiale Erhöhung der Gonadropine*
PPh	Sexualsteroide ↑ ⇒ vorzeitige, ungeordnete Geschlechtsentwicklung
Ät	exogene Hormonzufuhr, NNR-Dysfunktion (Tumor, AGS). Testis- oder Ovar-Tumor
Di	Lab (Sexualsteroide ↑, Gonadotropine supprimiert), Sono, CT
Th	Th der Grunderkrankung

F 35 Pubertas tarda

Kli	*Fehlen der Menarche bis zum 18.Lj., Fehlen sekundärer Geschlechtsmerkmale*
Ät	- Unterernährung, Anorexia nervosa, Allgemeinerkrankung - primärer Hypogonadismus (z.B. Gonadendysgenesie) - sekundärer Hypogonadismus (hypophysäre Dysfunktion) - tertiärer Hypogonadismus (hypothalamische Dysfunktion)
Lab	prim Hypogonadismus LH ↑, FSH ↑; sek./tert. Hypogonadismus LH ↓, FSH ↓; tert. Hypogonadismus LH-RH-Test reaktiv; pathologische Funktionstests
Di	Lab, Karyogramm, Pelviskopie, Biopsie, Sono/CT
Th	Hormonsubstitution (Entwicklungsphasen anpassen, cave früher Epiphysenschluß)

Minderwuchs

Ät	chromosomale Aberration (z.B. 45 X0 = Turner-Syndrom), hGH- Mangel, AGS (erst Wachstum ↑, dann Pubertas praecox, Wachstumsstillstand durch Epiphysenschluß)
Th	Th der Grunderkrankung (z.B. Hormonsubstitution)

Hochwuchs

Ät	chromos. Aberration (z.B. 47 XXY = Klinefelter-Syndrom), hGH- Überproduktion
Th	Th der Grunderkrankung, Sexualsteroide (⇒ Epiphysenschluß)

LERNLISTE, ENTWICKLUNG DER FRAU

Geschlechtsentwicklung, chromosomale Geschlechtsdeterminierung, gonadale
Geschlechtsdeterminierug, phänotypische Geschlechtsdeterminierung,
Differenzierung des äußeren Genitale, Kloakenfalten, Genitalhöcker,
Genitalwülste, Urogenitalspalte, **Differenzierung des inneren Genitale**
Uterus- und Vaginalfehlbildungen, Ät, Form, Di, Th
Fehlbildungen der Tuben, Ät, Form, Di, Th
Aberrationen der Geschlechtschromosomen, Typ, Def, Ät, Beispiel
Gonadendysgenesie, Def, Form, PPh, Kli, Di, Th
Intersexualität, Def, Form
Hermaphroditismus verus, Def, Ät, Kli, Di, Th, Prg
Pseudohermaphroditismus, Def, Form, Genotyp, Phänotyp, Ät, Kli, Di, Th
Adrenogenitales Syndrom (AGS), Def, PPh, Ät, Kli, Verl, Di, Th, Prg
Hirsutismus, Def, Ät, Di, Th
Pubertät, Def, sekundäre Geschlechtsmerkmale, Kli Organveränderung - Alter, Psy
Pubertas praecox, Pseudopubertas praecox
Pubertas praecox, Def, PPh, Ät, Di, Th
Pseudopubertas praecox, Def, PPh, Ät, Di, Th
Pubertas tarda, Kli, Ät, Lab, Di, Th,
Minderwuchs, Ät, Th
Hochwuchs, Ät, Th

FRAGEN, ENTWICKLUNG DER FRAU

22.)   Wodurch wird das morphologische Geschlecht festgelegt? (1)
23.)   Erläutern Sie untenstehende Abbildung des äußeren Genitales eines etwa 4
Monate alten weiblichen Embryos. (6)

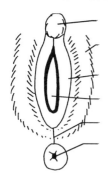

24.)   Zu welchen anatomischen Strukturen differenzieren die Müllerschen Gänge? (4)

25.)   Benennen Sie die untenstehenden Uterus- und Vaginalfehlbildungen. (7)

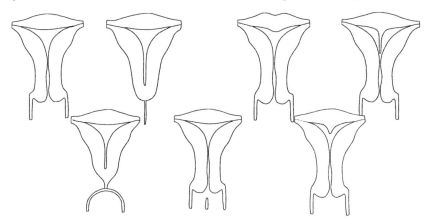

26.)   Benennen Sie auch diese Uterus- und Vaginalfehlbildungen. (5)

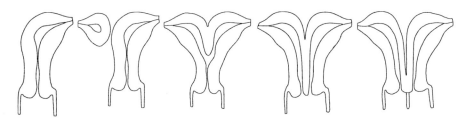

27.)   Wie kann es zu einer numerischen Aberration der Geschlechtschromosomen
       kommen? (2)
28.)   Welches Hormon sollte bei einer Gonadendysgenesie substituiert werden? (1)
29.)   Welche Therapie schlagen Sie bei einem Patienten mit Hermaphroditismus verus
       vor? (3)
30.)   Beschreiben Sie das klinische Bild eines Patienten mit Pseudohermaphroditismus
       femininus bzw. masculinus. (8)
31.)   Nennen Sie die drei Formen des adrenogenitalen Syndroms, sowie jeweils den
       Zeitpunkt der klinischen Manifestation. (6)
32.)   Welches ist die häufigste Ursache eines Hirsutismus und wie läßt sich diese auch
       klinisch erkennen? (4)
33.)   Nennen Sie die sekundären Geschlechtsmerkmale der Frau. (3)
34.)   Grenzen Sie Pubertas praecox und Pseudopubertas praecox gegeneinander ab. (5)
35.)   Wann spricht man von einer Pubertas tarda? (2)

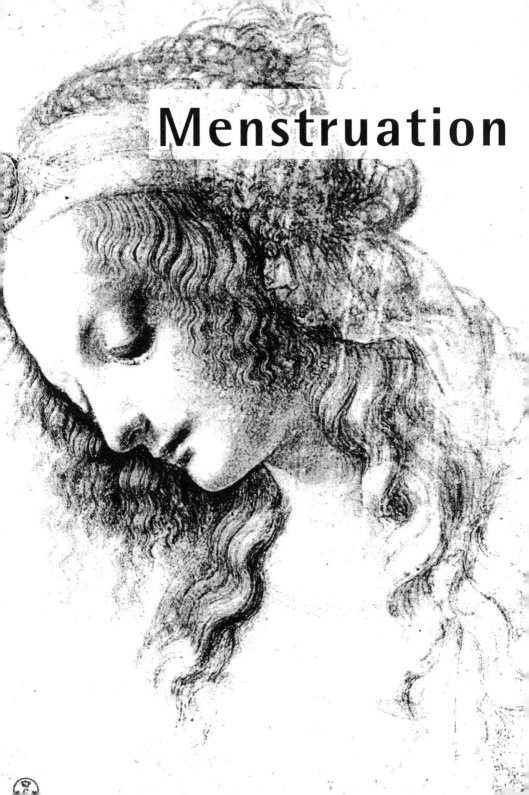

Menstruation

Leonardo da Vinci (1452 - 1519)
Weiblicher Kopf im Profil

Menstruation

OVULATORISCHER ZYKLUS

F 36 **.**   ## Ovulatorischer Zyklus

Ovulation = Ausstoßung einer Eizelle aus dem Graafschen Follikel des Ovars

	Follikelphase	Lutealphase
Hormone	Östrogen maximal	Progesteron maximal
Follikel	Primärfollikel, Sekundärfollikel, Graafscher (sprungreifer) Follikel	nach Ovulation durch LH-Peak, Bildung des Gelbkörpers (), später Atresie
Tuben	Aktivität des Flimmerepithel ↓	Aktivität des Flimmerepithel ↑
Endometrium	Regeneration, Proliferation	Sekretion, Menstruation am Ende
Zervixsekret	*flüssig, zunehmend spinnbar*	*wenig, visköse*
Vagina	Epithelproliferation	regressive Veränderungen
Brustdrüse	Epithelproliferation	Sekretionsbereitschaft ↑

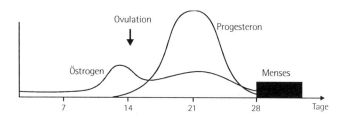

F 37 ■

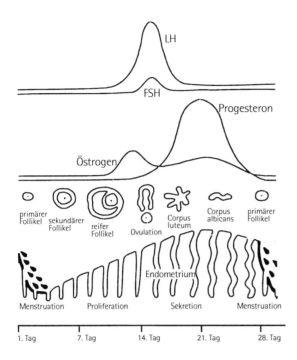

F 38 ■

Feststellung der Zyklusphase
- *Basaltemperaturkurve* (biphasischer Temperaturverlauf):
  prämenstr. Temp. < postmenstr. Temp., Temp. ↑ um 0,5°C, ca. 1-2d nach Ovulation
- *Hormonspiegelbestimmung*:
  1. Zyklushälfte Östrogene kontinuierlich ansteigend, Progesteron niedrig,
  am Ovulationzeitpunkt LH-Peak, Östrogen- und FSH-Maxima;
  2. Zyklushälfte (nach Ovulation) Progesteronanstieg (Corpus luteum),
  gegen Zyklusende rascher Abfall
- *Zervixsekret*:
  präovulatorisch (Östrogene): Menge ↑,
  Glukosegehalt ↑, Spinnbark. ↑, Viskosität ↓
  postovulatorisch (Gestagene): Sekretion ↓,
  Viskosität ↑, Spinnbark. ↓
- *Farnkrautphänomen*: farnkrautähnliche
  Kristalle im getrockneten Zervixsekret zum
  Zeitpunkt der Ovulation (Östrogen)
- *Vaginalzytologie*: östrogenbedingte
  Proliferation, progesteronbedingte
  Abschilferung
- *Sonographie*

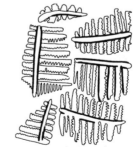

Farnkrautphänomen

F 39 ▪

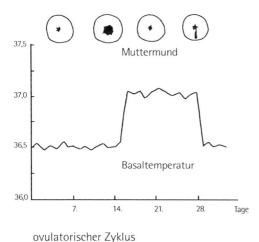

Vaginalzytologie

Muttermund

Basaltemperatur

ovulatorischer Zyklus

MENSTRUATION

F 40 ▪   **Menstruation**

Def   akute, mit Blutung einhergehende Abstoßung der endometrialen Funktionalis

Syn   Regelblutung, Periode, Menses

Urs   *rasches Absinken des Progesteronspiegels* (Progesteronentzugsblutung)

Phy   *normale Menstruation (Eumenorrhoe): Intervall 25-31d, Dauer 3-5d,*
       2-5 Vorlagen/d, insgesamt ca. 50 ml Verlust ungerinnbaren Blutes

Kli

	psychisch	**physisch**
prämenstruell	Gereiztheit, Stimmungslabilität	Ödemneigung, Gewicht ↑, Völlegefühl, Diarrhoe, Leistungsfähigkeit ↓
menstruell	depressive Verstimmung, Rückzugstendenzen	Mastodynie, Leistungsfähigkeit normal bis gesteigert
postmenstruell		Leistungsfähigkeit ↑

Verschiebung der Menstruation: Vorverlegung der Menstruation bei Einnahme horm. Kontr. durch vorzeitiges Absetzen (3 Tage vor Zeitpunkt der gewünschten Blutung), bzw. Hinausschieben durch längere Einnahme. Bei Nichteinnahme horm. Kontr. Vorverlegung durch kurzfristige Einnahme horm. Kontr., dann vorzeitiges Absetzen (z.B. 5.-19. Tag), Hinausschieben durch längere Einnahme.

F 41 ▪ **Anomalien der Menstruation**

Hypermenorrhoe	*starke Blutung, bei normaler Dauer (> 5 Vorlagen/d)*
Hypomenorrhoe	*schwache Blutung, normale Dauer (< 2 Vorlagen/d)*
Menorrhagie	verlängerte Blutungsdauer (> 6 Tage lang)
Brachymenorrhoe	verkürzte Blutungsdauer (< 3 Tage lang)
Polymenorrhoe	*zu häufige Blutung (Intervall < 21d)*
Oligomenorrhoe	*zu seltene Blutung (Intervall > 35d)*
Amenorrhoe	Ausbleiben der Blutung (für > 3 Monate)
unregelmäßige Blutung	wechselnde Blutungsintervalle
Schmierblutung	nichtmenstruelle Zusatzblutung (spotting)
prämenstr. Spotting	regelmäßige Zusatzblutung vor der Menstruation
postmenstr. Spotting	regelmäßige Zusatzblutung nach der Menstruation
Mittelblutung	Schmierblutung zum Zeitpunkt der Ovulation (Syn: Ovulationsblutung)
Metrorrhagie	nichtmenstruelle Zusatzblutung
Dysmenorrhoe	schmerzhafte Blutung
dysfunktionelle Blutung	Blutung durch hormonelle Störung
anovulatorische Blutung	dysfunktionelle Blutung bei fehlender Ovulation und Gelbkörperbildung

F 42 **Amenorrhoe**

Def   Ausbleiben der Periodenblutung für mehr als 3 Monate

Form   - physiologische A.: *Präpubertät, Gravidität, Laktationsperiode, Postmenopause*
       - primäre A.: Ausbleiben der Menses trotz Erreichen des normalen Menarchenalters
       - sekundäre A.: Ausbleiben der zunächst vorhandenen Menses im geschlechtsr. Alter

Uterine Amenorrhoe und Fehlbildungsamenorrhoe

Ät   Z.n. schwerer Entzündung, forcierter Kürettage (Asherman-Syndr.), Zervixatresie, Vaginalatresie, Hymenalatresie, Uterus-, Vaginalaplasie (Mayer-von-Rokitansky-S.)

PPh	- Fehlen oder Zerstörung des Endometriums ⇒ keine Menstruation - Fehlen der Abflußmöglichkeit für Menstrualblut ⇒ Menstrualblut sammelt sich in Vagina (Hämatokolpos), Uterus (Hämatometra) oder in Tuben (Hämatosalpinx)
Kli	Ausbleiben der Genitalblutung trotz intakter Hormonstimulation
Di	gynäkologische Untersuchung, Sono, Hysteroskopie, Laparoskopie
Th	evtl. operative Korrektur

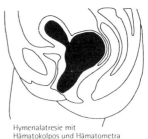

Hymenalatresie mit
Hämatokolpos und Hämatometra

F 43   **Ovarielle Amenorrhoe**

Def   durch Ovarialinsuffizienz ausgelöste Amenorrhoe

Ät   - *Gonadenagenesie, Gonadendysgenesie, Gonadenhypoplasie* (Turner-Syndrom)
- *Ovarial-Tumoren, polyzystische Ovarien (Stein-Leventhal-Syndrom mit Ovarialinsuffizienz und Hyperandrogenämie)*
- *Gonadotropin-insensitive Ovarien (Rezeptormangel)*

Kli   - Amenorrhoe, Sterilität, evtl. hypoplastisches Genitale
- Stein-Leventhal-Syndrom (PCO): Amenorrhoe/Oligomenorrhoe, Sterilität, Adipositas, Hirsutismus, ca. 2-5fache Vergrößerung der Ovarien, Kapselfibrose

Di   - Klinik, Lab (Gonadotropine ↑, Östrogene ↓), ggf. Chromosomenanalyse
- Stein-Leventhal-Syndrom (PCO): Lab (LH ↑, LH/FSH-Quotient > 2, Testosteron ↑), Sono, evtl. Laparoskopie, Histo

Th   - Stein-Leventhal-Syndrom: bei Kinderwunsch Ovulationsauslösung (Clomiphen), evtl. Teilresektion; ohne Kinderwunsch Östrogen-Gestagen-Th
- ggf. Tumorresektion
- zyklische Hormonsubstitution: Gestagene oder Kombinations-Präparate, wenn keine Normalisierung der Hormonproduktion

F 44 **..**   **Hypothalamisch-hypophysäre Amenorrhoe (zentrale A.)**

Ät   - *HVL-Insuffizienz* (= Hypopituitarismus, sehr selten):
Sheehan-Syndrom (= postpartale ischämische Nekrose der Hypophyse durch starke Blutverluste sub partu), Tumor (Adenome, Kraniopharyngeom), Trauma (operativ, Radiatio), Sarkoidose, Meningoenzephalitis, **Autoimmunhypophysitis,** Aneurysma, Hämochromatose, Amyloidose, Aplasie
- Hypothalamus-Insuffizienz (häufig): psychogen, Stress, Anorexia, medikamentös

PPh   - (LH-RH ↓ ⇒) Gonadotropine ↓ ⇒ Hypogonadismus, hypogonadotrope A.
- bei Sheehan-Syndrom und kompl. HVL-Insuffizienz (sehr selten):
TSH ↓ (⇒ Hypothyreose), ACTH ↓ (⇒ Hypokortisolismus), Prolaktin ↓

Kli   Libido ↓, Sekundärbehaarung ↓, postpartale Agalaktie (bei Sheehan-Syndrom durch Prolaktin-Mangel), ggf. Kli von Hypothyreose, Hypokortisolismus

Lab   - LH ↓, FSH ↓ bzw. Pulsatilität gestört, Östrogene ↓
        - bei HVL-Insuffizienz kein Anstieg der HVL-Hormone auf Gabe der Releasinghormone und fakultativ TSH ↓, ACTH ↓, hGH ↓

Di   Klinik, Lab, CT/NMR (⇒ Nachweis von Tumor, Granulom, Aneurysma)

DD   Hypothyreose, Akromegalie

Th   Th der Grunderkrankung, Substitution der peripheren Hormone, evtl. Psycho-Th

F 45   # Amenorrhoe-Galaktorrhoe-Syndrom

Def   durch Hyperprolaktinämie verursachtes Syndrom v. Amenorrhoe u. Galaktorrhoe

PPh   Prolaktin ↑ ⇒ LH-RH ↓ ⇒ LH ↓, FSH ↓, (Androgene ↑)

Ät   - Prolaktinom: prolaktinproduzierendes HVL-Adenom
        - **PIF-Mangel** (PIF = Prolaktin-inhibierender Faktor des Hypothalamus = Dopamin): Komprimierung des Hypophysenstiels durch HVL-Tumor, Granulom, Kraniopharyngeom, Aneurysma
        - **medikamentös:**
        Dopamin-Rezeptor-Antagonisten: Metoclopramid, Phenothiazine; Dopamin-verarmende Medikamente: Reserpin, α-Methyldopa; Östrogene
        - schwere Hypothyreose: TRH ↑ ⇒ Prolaktin ↑

Kli   - sek. Amenorrhoe, Anovulation, Libidoverlust, Galaktorrhoe (= Milchabsonderung)
        - evtl. Kopfschmerz, Chiasma-Syndrom, Hirnnerven-Ausfälle, HVL-Insuffizienz (Raumforderung)

Di   - bei Prolaktinom basales Prolaktin ↑ (mehrfach bestimmen!)
        - Lok-Di: CT/NMR; Gesichtsfeldprüfung

Th   - *medikamentös: Bromocriptin, Lisurid (Dopaminagonisten)*
        - *operativ: transsphenoidale Resektion des Adenoms*
        (Ind: persistierende ophthalmologische Symptome, sehr selten)

F 46 ■ # Endokrine Amenorrhoe

Def   im Rahmen einer endokrinen Erkrankung auftretende Amenorrhoe

Ät   - *Hypopituitarismus (s. oben)*
        - *Hyperprolaktinämie (s. oben)*
        - *Hyperthyreose, Hypothyreose*
        - *M. Cushing (Kortisol ↑)*
        - *Adrenogenitales Syndrom (Kortisol ↓, Androgene ↑)*
        - *Akromegalie (hGH ↑)*

Ovulationsblutung

Def   dysfunktionelle Schmierblutung zum Zeitpunkt der Ovulation (Mittelblutung)

Ät   relativer Östrogenmangel

Kli   Zwischenblutung,
Mittelschmerz

Th   ggf. Östrogensubstitution
am 10.-15. Zyklustag

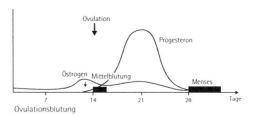

Ovulationsblutung

F 47   # Prämenstruelles Spotting

Def   Schmierblutungen am Zyklusende vor Einsetzen der Periode

PPh   mangelhafte Follikelreifung
⇒ Corpus-luteum-Insuffizienz
⇒ relativer Progesteronmangel

Di   Klinik (Cave:
Ausschluß
organischer
Ursachen!)

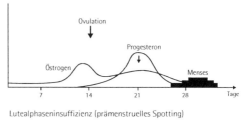

Lutealphaseninsuffizienz (prämenstruelles Spotting)

Th   - *Gestagene in 2. Zyklushälfte*
- *ggf. zusätzlich Östrogene*

Postmenstruelles Spotting

Def   Schmierblutungen am Anfang des Zyklus nach Ende der Periode

PPh   relativer Östrogenmangel
⇒ verzögerte Endometriumabstoßung, mangelnde Regeneration

Di   Klinik (Cave: Ausschluß organischer Ursachen!)

Th   - *Östrogensubstitution ab 2. Zyklustag für 7 d*
- *evtl. Östrogen-Gestagen-Kombination*

F 48 **.** **Anovulatorische Blutung**

Def dysfunktionelle Blutung bei fehlender Ovulation und Gelbkörperbildung

PPh hormonelles Zyklusprofil gestört, LH-Peak fehlt ⟹
- keine Gelbkörperbildung ⟹ Progesteron ↓, Östrogen normal oder ↓
  ⟹ Aufbau eines unphysiologischen Endometriums
- Anovulation ⟹ Sterilität

Kli *unregelmäßige Blutungen; Hyper-, Hypo-, Oligo-, Poly- und Amenorrhoe möglich*

Ko adenomatöse Hyperplasie, Corpus-Ca
(bei langjährigem Bestehen)

Di - monophasische Basaltemperaturkurve,
Vaginalzytologie (fehlende luteogene
Reifung), Farnkrauttest positiv > 4 Wo
- Lab: kein Progesteronanstieg, kein LH-Peak
- Endometriumbiopsie: keine Transformation, Hyperplasie

anovulatorischer Zyklus, Basaltemperatur

Th - akute Blutungsstillung: Östrogen-Gestagen-Kombination
- Ovulationsauslösung: Clomiphen (Antiöstrogen ⟹ GnRH ↑ ⟹ Gonadotropine ↑),
  Gonadotropine (HMG, HCG)
- Zyklusregulierung: Gestagen in 2. Zyklushälfte, bei Erfolglosigkeit
  Östrogen-Gestagen-Kombination (Schema n. Kaufmann)

F 49 **..** **Glandulär-zystische Hyperplasie**

Def verstärkte Proliferation der Uterusschleimhaut mit vermehrter zystischer
Drüsenbildung

His "Schweizer-Käse-Muster"

PPh verlängerte Östrogeneinwirlung
⟹ Proliferation der Uterusschleimhaut, zystische Drüsenbildung
⟹ bei Abbruch verstärkte und verlängerte Blutung (sog. Durchbruchblutung)

Ät - *verlängerte Östrogeneinwirlung durch Follikelpersistenz*
- *Östrogen-produzierenden Ovarialtumor (Granulosazell-TU, Thekazell-TU, s. dort)*
- *medikamentös*

Epi v.a. in Prämenopause, seltener in Adoleszenz, Postmenopause

Kli verlängertes blutungsfreies Intervall, dann starke Schmierblutung, Dauerblutung

Di Abrasio mit Histo

DD Corpus-Ca

Th Abrasio, bei Rezidiv Gestagen-Th

F 50 Dysmenorrhoe

Def   krampfartige Schmerzen kurz, vor und während der Menstruation

Form   - primär: Auftreten der Dysmenorrhoe mit der ersten Menstruation (Menarche)
       - sekundär: erstmaliges Auftreten nach zunächst unauffälligen Menstruationen

Ät   - primäre Dysmenorrhoe: psychogen, Parametropathia spastica (Prostaglandine ↑
         ⇒ Kontraktilität ↑ ⇒ Ischämie), Uterushypoplasie, Uteruslageanomalie
       - *sekundäre Dysmenorrhoe: Endometriose, Adenome, Myome, Zervikalstenosen,
         Endometritis, Salpingitis, Intrauterinpessar*

Kli   Schmerzen, oft mit Übelkeit, Erbrechen, Kreislaufstörungen

Di   gynäkologische Untersuchung, Sono, ggf. Laparoskopie

Th   - Th der Grunderkrankung
       - symptomatisch: Wärme, Gymnastik, Ibuprofen (Prostaglandinsynthese ↓)
       - ggf. Psychotherapie

F 51 Mastodynie

Def   prämenstruelles, schmerzhaftes Spannungsgefühl in den Brüsten

Ät   hormonell ausgelöstes Ödem, evtl. Mastopathie, sehr selten Mammakarzinom

Prämenstruelles Syndrom

Def   charakteristische psychische und physische Veränderungen in den
       letzten 10 Tagen des ovulatorischen Zyklus

PPh   relativer Progesteronmangel (hormonelle neurovegetative Dysfunktion)
       ⇒ Flüssigkeits- und Elektrolytverschiebungen

Epi   v.a. neurovegetativ labile Frauen, Gipfel im 4. und 5. Dezenium

Kli   - *Ödemneigung, Kreislauflabilität, Gewichtszunahme, Völlegefühl, Mastodynie*
       - *Reizbarkeit, Nervosität, depressive Verstimmung*
       - *Kopfschmerzen, Migräne*

Di   Klinik

Th   - Gestagensubstitution in 2. Zyklushälfte
       - ggf. Diuretika, Psychopharmaka

LERNLISTE, MENSTRUATION

Ovulatorischer Zyklus, Ovulation, **Üs Follikelphase – Lutealphase**, Hormone, Follikel, Tuben, Endometrium, Zervixsekret, Vagina, Brustdrüse; Feststellung der Zyklusphase
Menstruation, Def, Syn, Urs, Phy, Kli, Verschiebung der Menstruation
Anomalien der Menstruation, Hypermenorrhoe, Hypomenorrhoe, Menorrhagie, Brachymenorrhoe, Polymenorrhoe, Oligomenorrhoe, unregelmäßige Blutung, Schmierblutung, prämenstr. Spotting, postmenstr. Spotting, Mittelblutung, Metrorrhagie, Dysmenorrhoe, dysfunktionelle Blutung, anovulatorische Blutung
Amenorrhoe, Def, Form
Uterine Amenorrhoe, Ät, PPh, Kli, Di, Th
Ovarielle Amenorrhoe, Def, Ät, Kli, Di, Th
Hypothalamisch-hypophysäre Amenorrhoe (zentrale A.), Ät, PPh, Kli, Lab, Di, DD, Th
Amenorrhoe-Galaktorrhoe-Syndrom, Def, PPh, Ät, Kli, Di, Th
Endokrine Amenorrhoe, Def, Ät
Ovulationsblutung, Def, Ät, Kli, Th
Prämenstruelles Spotting, Def, PPh, Di, Th
Postmenstruelles Spotting, Def, PPh, Di, Th
Anovulatorische Blutung, Def, PPh, Kli, Ko, Di, Th
Glandulär-zystische Hyperplasie, Def, His, PPh, Ät, Epi, Kli, Di, DD, Th
Dysmenorrhoe, Def, Form, Ät, Kli, Di, Th
Mastodynie, Def, Ät
Prämenstruelles Syndrom, Def, PPh, Epi, Kli, Di, Th

FRAGEN, MENSTRUATION

36.) Beschreiben Sie das Zervixsekret während der Follikel- und der Lutealphase. (4)
37.) Erläutern Sie jeweils den Zeitpunkt der maximalen Sekretion von LH, FSH, Östrogen und Progesteron. (4)
38.) Durch welche Methoden kann die jeweilige Phase des ovulatorischen Zyklus festgestellt werden? (6)
39.) Beschreiben Sie Vaginalzytologie und Muttermund in Abhängigkeit vom Zyklus. (8)
40.) Wodurch wird die Menstruation ausgelöst? Charakterisieren Sie ferner eine Eumenorrhoe, also eine normale Menstruation. (5)
41.) Grenzen Sie Hyper-, Hypo-, Poly- und Oligomenorrhoe gegeneinander ab. (4)
42.) Wann kommt es zur physiologischen Amenorrhoe? (4)
43.) Welche Ursachen einer ovariellen Amenorrhoe kennen Sie? (6)
44.) Was ist das Sheehan-Syndrom und welche Folge hat es? (6)

45.)   Welche Möglichkeiten der Therapie eines Amenorrhoe-Galaktorrhoe-Syndrom kennen Sie? (2)

46.)   Nennen Sie Ursachen der sog. endokrinen Amenorrhoen. (7)

47.)   Wie behandeln Sie eine Patientin mit prämenstruellem bzw. postmenstruellem Spotting? (4)

48.)   Wie äußert sich eine anovulatorische Blutung klinisch? (5)

49.)   Welche Ursachen einer glandulär-zystischen Hyperplasie kennen Sie? (3)

50.)   Welche Ursachen der sekundären Dysmenorrhoe kennen Sie? (8)

51.)   Beschreiben Sie die Symptomatik des prämenstruellen Syndroms. (8)

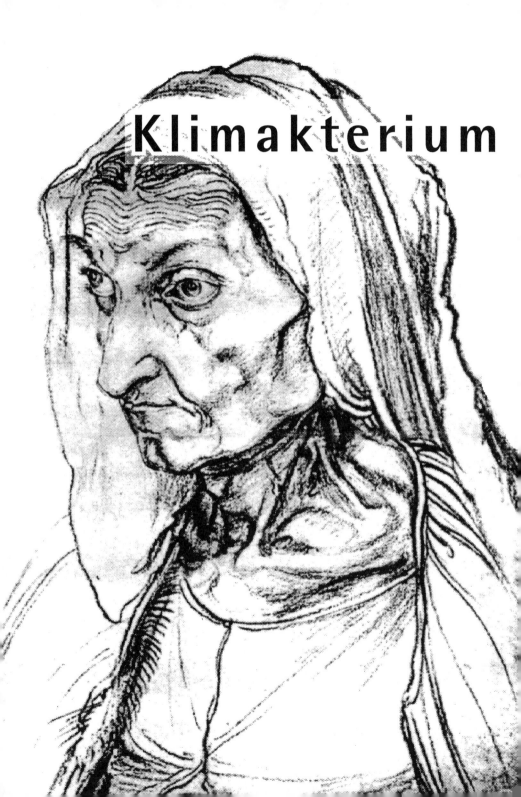

Klimakterium

Albrecht Dürer (1471 - 1528)
Dürers Mutter

Klimakterium

F 52 **Klimakterium, Menopause**

Def - **Klimakterium:** *Übergang von voller Geschlechtsreife in die Lebensphase nach Erlöschen der periodischen Ovarialfunktion (Wechseljahre, v.a. 45.-55. Lj.)*
- **Menopause:** *Zeitpunkt der letzten Menstruation*

Üs	Prämenopause	Postmenopause	Senium
Def	*Zeitraum vor letzter Menstruation*	*Zeitraum nach letzter Menstruation*	*Seniorenalter (ab 60.-65 Lj.)*
Phy	Corpus-luteum-Insuffizienz ⇒ relativer Östrogenmangel, Hypergonadotropismus (v.a. FSH)	absoluter Östrogenmangel, Hypergonadotropismus	ausgeprägter langjähriger Östrogenmangel
Kli	dysfunktionelle Blutungen, anovulatorische Zyklen, beginnende, vasomotorische vegetative Störungen	Atrophisierungen (Colpitis senilis, Craurosis vulvae, Pruritus vulvae), beginnende Osteoporose, neurovegetative Störungen	Atrophie von Schleimhäuten und Bindegew. (Colpitis atrophicans, Vaginitis, Dyspareunie, Inkontinenz, Beckenbodensenkung), Osteoporose, Arteriosklerose
Th	Hormonsubstitution (Östrogen-Gestagen-Kombination), bei anhaltenden Blutungen fraktionierte Kürettage	Hormonsubstitution (gering dosiert Östrogene, Gestagene)	lokale und systemische Hormonsubstitution (möglichst Östrogen-Gestagen-Kombination)

Cave - KI einer hormonellen Substitutions-Th: schwere Leberfunktionsstörungen, hormonabhängige Tumoren
- uterine Blutung im Senium ⇒ histologische Abklärung (V.a. Corpus-Ca)!

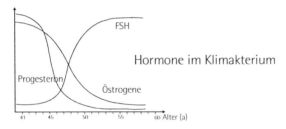

Hormone im Klimakterium

F 53 **Klimakterische Blutung**

Def Blutung der Prämenopause

Ät - *Corpus-luteum-Insuffizienz mit relativem Östrogenübergewicht und fehlendem transformatorischen Progesteroneffekt*
- *organisch (cave Corpus-Ca)*

Kli v.a. Dauerblutungen bei glandulär-zystischer Hyperplasie, Polymenorrhoe, Hypermenorrhoe, Menorrhagie, Metrorrhagie

Di Klinik, ggf. histologische Abklärung

Th - ggf. fraktionierte Kürettage
- Östrogen-Gestagen-Sequenzen (5-25d Östrogen, 16-25d Gestagen)

F 54 **Klimakterisches Syndrom**

Def   *klinisches Syndrom in der Menopause, v.a. gekennzeichnet durch Hitzewallungen, Schweißausbrüche und Schwindel (Trias)*

Syn   Menopausensyndrom, vegetativ-klimakterisches Syndrom

Epi   50-80% aller Frauen, 10-25% davon wegen subjektiver Beschwerden Th-bedürftig

Ät   relativer Östrogenmangel (Rf: Persönlichkeitsstruktur)

Kli   - vasomotorisch: Hitzewallungen, Schweißausbrüche, Schwindel, Tachykardie
       - psychisch: depressive Verstimmungen, Schlaflosigkeit, Nervosität

Cave   die postmenopausale Blutungsstörung hat in 60% organische Ursachen!

Th   - Hormonsubstitution (entsprechend Altersphase, s. oben)
       - symptomatisch

Anm   Spätfolgen des Hormonmangels: **Osteoporose, Arteriosklerose,** Arthropathien, Atrophien, Adipositas, uterine Blutungsstörungen (prämenopausal anovulatorische Blutungen, Meno-Metrorrhagie, Polymenorrhoe, Hypomenorrhoe)
       ⇒ Hormonsubstitution zur Pro von Osteoporose und Arteriosklerose möglichst bei allen Frauen in der Menopause!

F 55 ·· **Lichen sclerosus**

Def   atrophische Altersinvolution des äußeren Genitale

Kli   - *atrophische, pergamentartige Haut, stenosierter Introitus*
       - *Pruritus, Schmerzen, Kohabitationsbeschwerden, Sekundärinfekte*

Di   Kli, Zytologie, ggf. Histologie

DD   M. Bowen, Erythroplasie Queyrat, u.a. Präkanzerosen

Th   Testosteronsalbe, lokale Glukokortikoide, Hautöle, ggf. Antihistaminika

Colpitis senilis

Def   Entzündung der Vagina bei älteren Frauen

PPh   mangelnde Stimulierung des Vaginalepithels durch Östrogene
       ⇒ Atrophie, Alkalisierung des Scheidenmilieus ⇒ evtl. Infektion

Kli   Pruritus, Schmerzen

Th   Östrogen-Substitution

LERNLISTE, KLIMAKTERIUM

Klimakterium, Menopause, Def (Klimakterium), Def (Menopause)
Üs Prä–, Postmenopause, Senium, Def, Phy, Kli, Th, Cave, Phy (Hormone)
Klimakterische Blutung, Def, Ät, Kli, Di, Th
Klimakterisches Syndrom, Def, Syn, Epi, Ät, Kli, Cave, Th, Anm
Lichen sclerosus, Def, Kli, Di, DD, Th
Colpitis senilis, Def, PPh, Kli, Th

FRAGEN, KLIMAKTERIUM

52.)   Definieren Sie die Begriffe Klimakterium, Menopause, Prämenopause,
       Postmenopause und Senium. (4)
53.)   Nennen Sie die Ursachen einer klimakterischen Blutung. (2)
54.)   Was verstehen Sie unter dem Begriff klimakterisches Syndrom? (3)
55.)   Wie äußert sich ein Lichen sclerosus klinisch? (6)

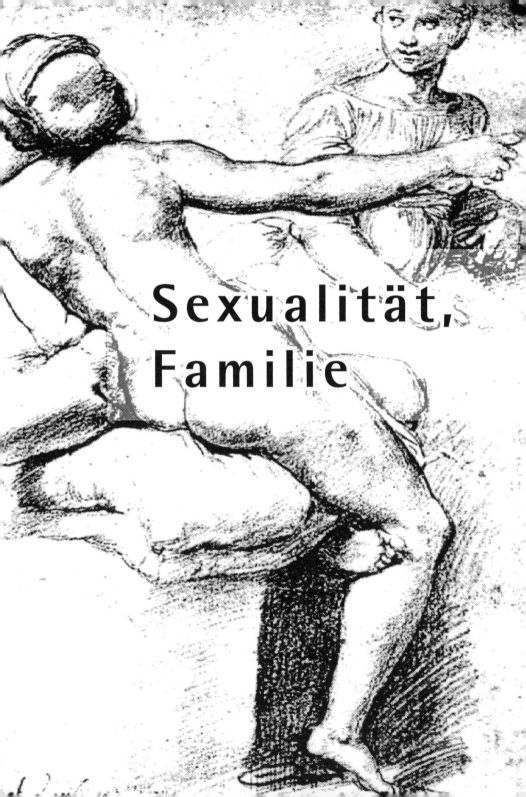

Sexualität,
Familie

Raffael (1483 - 1520)
Studienblatt zu zwei Göttinnen

Sexualität, Familie

SEXUALITÄT

F 56

Sexualakt

sexuelle Erregung durch
- psychische Reize: Stimme, Art des Redens, Körperbau, Verhalten des Partners
- taktile Reizung erogener Zonen: Mund, Zunge, Hals, Brustwarzen, Genitale, Anus, Oberschenkelinnenseite

Phasen des Sexualaktes
- Erregungsphase: Lubrikation (Anfeuchtung) der Vagina, Anschwellen der Schwellkörper, v.a. der Klitoris, Uteruselevation, Brust-, Mamillenschwellung
- Plateauphase (v.a. allgemein-körperliche Reaktionen): Puls ↑, RR ↑, Atemfrequenz ↑, Flush (hyperämische Hautreaktion)
- Orgasmusphase: initialer Vaginalspasmus, dann 3-12 rhythmische Kontraktionen, Maxima von RR, Puls und Atemfrequenz
- Rückbildungsphase: schnelle Abnahme der Aktivierung, muskuläre Entspannung (beim Mann anschließend Refraktärzeit)

libido-beeinflußende Faktoren (Libido = Geschlechtstrieb):
- *Hormone: Androgene steigern, Progesteron vermindert Libido, Östrogene ohne Einfluß.*
- Alter: Höhepunkt der Libido bei Frau ab 35. Lj. (beim Mann ab 20. Lj.), ab Menopause nachlassend (oft organisch bedingt; Östrogenmangel, Lubrikationsfähigkeit ↓), aber 50% der 60-80-jährigen sind sexuell aktiv.

F 57 ■

Störungen des Sexualaktes

Form
- *Dyspareunie: Schmerzen beim Koitus*
- *Vaginismus: reflektorischer Krampf von Beckenboden und Scheide (Kohabitationshindernis)*
- Frigidität: reduzierte Libido (veraltete Bezeichung)
- Anorgasmie: Fehlen des Orgasmus beim Sexualakt

Ät
psychosexuelle Hemmung:
- partnerbezogen (Abwehr-, Fluchtimpuls), selbstbezogen (Schuldgefühle)
- postpartal: Distanzierung vom Partner, überstarke Hinwendung zum Kind
- inadäquates Sexualverhalten in der Vergangenheit, Traumata

organisch bedingt:
- Vagina: Vaginalatresie, Hymen septus persistens, entzündliche Veränderungen, Tumor, postpartal, postoperativ, Narben, Stenosen
- Penis: Verletzung, Z.n. OP, Hypo-, Epispadie, Phimose, Induratio penis plastica
- Blasen und Darmerkrankungen, starke Retroflexio uteri, Parametritis, Adnexitis, Endometriose
- neurogen (MS, Diabetes), vaskulär, endokrin (HVL-Insuffizienz), pharmakogen

Th - psychotherapeutische Betreuung: Schwerpunkt Abbau der Erwartungsangst
    - Th der organischen Grunderkrankung, ggf. operative Maßnahmen

KONTRAZEPTION

F 58 ▪ **Kontrazeption**

Syn Empfängnisverhütung, Antikonzeption

Pearl-Index: *Zahl der Schwangerschaften auf 100 Frauenjahre (ca. 1300 Zyklen bei 1200 Anwendungsmonaten), Maß für Zuverlässigkeit einer kontrazeptiven Methode*

Ind - **individuell:** Geburtenregelung (Anzahl, Abstand)
     - **ärztlich:** Abwehr von Gefahren für Gesundheit und Leben der Mutter, humangenetische Aspekte

Üs

Methode	Typ	Pearl-Index
- hormonale Kontrazeptiva	hormonell	0,03 - 0,1
- operative Sterilisation	operativ	0,05 - 0,3
- "Minipille"	hormonell	0,4 - 4,3
- Basaltemperaturmethode	natürlich	0,5 - 3,0
- Intrauterinpessar (IUP)	mechanisch, chemisch	0,8 - 6,0
- Scheidendiaphragma	mechanisch	2,0 - 25,0
- Kondom	mechanisch	7,0 - 14,0
- Coitus interruptus	natürlich	10,0 - 38,0
- Zeitwahl (Knaus-Ogino)	natürlich	14,0 - 35,0
- Scheidenspülung	mechanisch	21,0 - 41,0
- ohne Kontrazeption		60,0 - 80,0

F 59 ▪ **Zeitwahlmethoden**

Prinzip Verzicht auf Geschlechtsverkehr während fertiler Phase der Periode

Vor Zyklus stabil, Ovulationstermin bestimmbar, 1 Follikelsprung/Zyklus

Kalendermethode (n. Knaus-Ogino)

Prinzip *1. potentiell fertiler Tag = kürzester Zyklus minus 18 (Ogino) bzw. 17 (Knaus), letzter potentiell fertiler Tag= längster Zyklus minus 11 (Ogino) bzw. 13 (Knaus),* ⇒ Kontrazeption bei Verzicht an den Tagen 8-19 (Ogino) bzw. 9-17 (Knaus) post menstruationem, bei Zyklen zwischen 26 u. 30 Tagen (Pearl 14,0 - 35,0)

Vor	- Menstruationskalender über die letzten 6 - 12 Monate
	- keine zyklusverschiebenden Ereignisse (Erkrankung, Reise)

Basaltemperaturmethode

Phy   biphasischer Temperaturverlauf:
prämenstr. Temp. < postmenstr. Temp.,
Temperaturanstieg von 0,5°C,
i.d.R. 1-2 Tage nach Ovulationstermin

Prinzip   regelmäßige Messung der Morgentemp.
(= Basaltemp., unter gleichen Bed.),
Dokumentation des biphasischen
Kurvenverlaufs ⇒ sichere Kontrazeption
6 d vor Beginn und 3 d nach Beginn der hyperthermen Phase (Pearl 0,5 - 3,0)

Vor   Mentruationskalender über die letzten 6- 12 Monate, Nachtruhe > 6 h

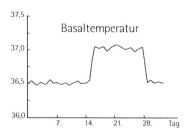

F 60 ..   # Intrauterinpessar (IUP)

Form   IUP auf Plastikbasis, kupferhaltiges IUP, progesteronhaltiges IUP

Wm   - IUP auf Plastikbasis (z.B. Lippes-Loop): lokal-mechanische Reizung ⇒ leukozytäre
Infiltration ⇒ *Störung der Implantation* (sog. inerte Wi)
- kupferhaltiges IUP: Abgabe von Kupferionen ⇒ enzymatische Störungen;
Auflagerung von Makrophagen auf IUP ⇒ Störung der Spermienaszension
- progesteronhaltiges IUP: lokale Abgabe von Progesteron
⇒ Endometrium nicht implantationsfähig

Anw   - Einlage mit Einführrohr 3-6 Stunden nach Beginn der Menstruation,
Kontrolle in Abständen von 1, 3, 6 Monaten, Abstrichentnahme,
Austausch nach 2-5 Jahren, Abstand nach Geburten ca. 5-6 Wo

IUP (Lippes-Loop)

Ko   - Dysmenorrhoe, Hypermenorrhoe, Zwischenblutungen, Krämpfe,
Unterbauchschmerz, Endometritis, aszendierende Infekte
- bei Eintritt einer Schwangerschaft: Abortrate 50% (bei Entfernen des IUP 20%),
Extrauteringraviditätsrate ↑, Infektionsrate ↑
⇒ bei Gravidität IUP entfernen, aber nur wenn ohne Risiko für SS!

KI   Myom, Ovarial-TU, Gravidität, Blutungsanomalien, Adnexitis, Endometritis, Kolpitis

Anm   Verhinderung einer Schwangerschaft nach ungeschützter Kohabitation durch
postkoitale Einlage eines kupferhaltigen IUP möglich (bis 6 Tage postkoital)

F 61   # Mechanische und lokal-chemische Kontrazeptiva

Eint   - mechanisch: Kondom (Pearl 7-14), Scheidendiaphragma (Pearl 2-25), Portiokappe
- lokal-chemisch: spermizide Vaginalcremes, Sprays, Tabletten, Suppositorien

Wm   - mechanisch: kein Kontakt Ejakulat - Portio
      - lokal-chemisch: Abtötung der Spermien

KI   entzündliche Veränderungen von Vagina, Zervix, Endometrium

Cave *sehr exakte räumliche und zeitliche Durchführung notwendig!*

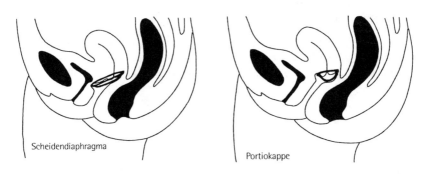

Scheidendiaphragma   Portiokappe

F 62   ## Operative Kontrazeptionsmethoden

Eint - *abdominale bzw. pelviskopische Tubenligatur oder Tubenkoagulation*
      - *Uterusexstirpation (nur bei zusätzlicher Ind)*
      - *Vasektomie* (beim Mann)

Ind   - abgeschlossene Familienplanung
      - humangenetische Aspekte
      - Unverträglichkeit anderer Kontrazeptionsmethoden
      - Erkrankung der Frau

UW   - Blutungsstörungen, psychische Störungen
      - potentiell irreversibel, da Rekanalisierung nicht immer möglich

F 63 ■   ## Hormonale Kontrazeptiva

Üs

Typ	Kennzeichen
Kombinationspräparate	einphasige Östrogen-Gestagen-Kombination
Sequentialpräparate	zweiphasig, 1. Phase nur Östrogene, 2. Phase Östrogen-Gestagen-Kombination
Dreiphasenpräparate	abgestufte Östrogen-Gestagen-Kombination

Wm   - Östrogene: *FSH ↓, LH ↓, kein präovulatorischer LH-Peak ⇒ keine Ovulation*
      - Gestagene: *LH ↓, abortive sekretorische Endometriumtransformation, Tubenmotilitätsänderung, Viskositätssteigerung des Zervixsekrets*

| Ind | Kontrazeption (Pearl 0,03 - 0,1), Dysmenorrhoe, prämenstruelles Syndrom, Hypermenorrhoe, Menorrhagie, Ovarialzysten, Seborrhoe, Akne, Hirsutismus |

Ind Kontrazeption (Pearl 0,03 - 0,1), Dysmenorrhoe, prämenstruelles Syndrom, Hypermenorrhoe, Menorrhagie, Ovarialzysten, Seborrhoe, Akne, Hirsutismus

UW - RR ↑, Angiotensinogen ↑, Lipide↑, Glucosetoleranz ↓, Cholestase, benigne Leber-TU ↑ (Leberadenom, fokal-noduläre Hyperplasie)
- **Östrogene**: Kopfschmerz, Übelkeit, Erbrechen, Ödeme, Gewicht ↑, Antithrombin-III ↓, Thrombozytenaggregation ↑
- **Gestagene**: Müdigkeit, Antrieb ↓, Appetit ↑, Depression, Libido ↓, Cholesterin ↑

KI absolute KI: Gravidität, latenter Diabetes mellitus, Gefäßerkrankung (z.B. Varikosis, M. Raynaud), Hypertonie, Epilepsie, Chorea Huntington, Nikotinabusus, hormonabh. Tumoren, Leberfunktionsstörungen; relative KI: Stillzeit, Alter > 35 J.

F 64 ∎

	Minipille	Depotpräparate	Postkoitalpille
Üs	Minipille	Depotpräparate	Postkoitalpille
Ws	Norgestrel-Norethisteron	Medroxy-**Progesteron**	Äthinyl-**Östradiol** + Levo-Norgestrel
Wm	*Veränderung von Zervixsekret, Spermienkapazitierung ↓, Tubenmotilität ↓ (endokriner Einfluß auf Ovar gering)*	Gonatropinfreisetzung ↓ ⇒ Ovulationshemmung (Wi-Dauer ca. 3 Mon)	rel. hochdosierte Östrogene post coitum ("morning-after-pill") ⇒ Tubenpassage ↑, Implantationsstrg.
Wi	Kontrazeption, Pearl 0,4 - 4,3	Kontrazeption, Pearl 0,03 - 3,6	Kontrazeption, Versagerquote 0,1-2,6%
Ind	sehr jugendliche Frau, Pillenunverträglichkeit, Thromboseneigung	wenn regelmäßige Einnahme oraler Kontrazeptiva unmöglich, bei KI einer Östrogen-Gabe, zur Suppression der Ovarialfunktion (z.B. bei Endometriose)	Geschlechtsverkehr ohne vorhergegangene Antikonzeption, Vergewaltigung
UW	Zyklusstörungen	Gewicht ↑, Libido ↓, Depressionen, Zyklusstörungen (ovar. Stimulation ↓), Endometriumatrophie, Amenorrhoe	Übelkeit, Erbrechen, anschließend evtl. Zyklusstörungen
KI	Leberfunktionsstörungen	Leberfunktionsstörungen	
Appl	kontinuierliche Applikation, 1 x /d oral, zu festgelegter Uhrzeit (+/- 3h, cave Einnahmefehler!)	diskontinuierliche Applikation, alle 3 Mon i.m. Injektion (intragluteal)	sog. Interzeptionspräparate, 100 µg Äthinylöstradiol und 0,5 mg Levonorgestrel, bis max. 48h postkoital, 2x im Abstand von 12 h

IMPOTENZ

F 65 ▪ **Impotenz**

Def   Unfähigkeit zur Fortpflanzung

Form   **Impotentia coeundi** = *Unfähigkeit zur Kohabitation (z.B. erektile Impotenz)*
Impotentia generandi *(= Sterilität, Unfruchtbarkeit) = Unfähigkeit, bei regelmäßigem Beischlaf eine Schwangerschaft, d.h. Konzeption herbeizuführen*
Impotentia concipiendi: *Unfähigkeit der Frau eine Eizelle zur Befruchtung bereitzustellen*
Impotentia gestandi *(= Infertilität) = Unfähigkeit, eine Schwangerschaft bis zur Geburt eines lebensfähigen Kindes auszutragen (trotz Fähigkeit zur Konzeption) (beim Mann werden die Begriffe Sterilität und Infertilität synonym verwendet)*

Infertilität der Frau

Def   Unfähigkeit, eine Schwangerschaft bis zur Geburt eines lebensfähigen Kindes auszutragen

Ät   chromosomal, infektiös (intrauteriner Infekt), anatomisch (Uterusfehlbildungen, Lageanomalien, Myome), Nidationsstörungen, primäre Zervixinsuffizienz

Di   Hysteroskopie, Pelviskopie, Sono, Bakteriologie, evtl. Karyogramm, Immunologie

Th   operativ (Metroplastik, Myomenukleation), Antibiotika, Insemination

F 66 ▪ **Sterilität**

Def   Unfähigkeit, bei regelmäßigem Beischlaf eine Konzeption herbeizuführen

Form   - primär: Sterilität ohne vorangegangene Konzeption
- sekundär: Sterilität nach vorangegangener Schwangerschaft (erworben)

Epi   - *ca. 15% der Ehen in D sind ungewollt kinderlos.*
- Urs zu 50% allein bei der Frau, 30% allein beim Mann, 20% bei beiden Partnern

Di   - **in-vivo-Aszensionstest** (z.B. Postkoitaltest n. Sims-Huhner):
nach 2-tägiger Karenz, mikroskopische Zervixsekretanalyse 2-8h postkoital zum Zeitpunkt der Ovulation, normal 5-10 bewegliche Spermien/Gesichtsfeld

- **in-vitro-Invasionstest** (z.B. Miller-Kurzrok-Test):
mikroskopische Analyse des Eindringens von Spermien in Zervixschleim auf Objektträger, Kreuzprobe mit Donorspermien bzw. Donorzervixsekret

F 67 ∎

	Ät	Di	Th
ovariell	ovarielle Amenorrhoe (Hypoplasie, Ovar-TU, polyzystische Ovarien), anovulatorischer Zyklus, Corpus-luteum-Insuffizienz	Vaginalzytologie, Zervikalsekret, Hormone (LH, FSH, Progest., Östr.), Basaltemperatur, Sono, CT, evtl. Ovarial-, Endometriumbiopsie	Ovulationsauslöser (Clomiphen, HMG, HCG), operativ
tubar	entzündlich, anatomisch (z.B. peritubare Adhäsion, Verschluß), Motilitätsstörungen, Endometriose	Hydropertubation, Chromopertubation, Laparo-, Pelviskopie, Hysterosalpingographie	OP (Salpingolyse, Tubenimplantation, Tubenastomosierung, Adhäsiolyse), IVF-ET, bei Endometriose Suppressions-Th (GnRH-Analoga)
uterin	Lageanomalie, Fehlbildung, postentzündlich (Synechien), traumatisch (z.B. Asherman-Syndrom)	Hysteroskopie, Pelviskopie	operativ, hormonell
zervikal	Sekretmangel (Östrogenstimulation ↓), Sekretveränderungen (entzündlich), anatomisch (z.B. Z.n. Konisation), immunologisch (Inkompatibilität)	in-vivo-Aszensionstest, in-vitro-Penetrationstest, Ak-Nachweis	hormonell (Östrogene), antibiotisch, immunologisch, operativ, Insemination
vaginal	entzündlich, anatomisch	Bakteriologie, Inspektion	antibiotisch, operativ
extra-genital	*psychosexuelle Probleme, Stoffwechselerkrankung, Medikamentenabusus, Nikotinabusus*	Anamnese, internistische Abklärung	evtl. Psychotherapie (Eheberatung), Th der Grundkrankheit

F 68 ∎ ## Sterilität des Mannes

Ät
- *medikamentös-toxisch (z.B. Alkohol, Nikotin, Androgene, Kortikosteroid, Sedativa)*
- *endokrin (z.B. HVL-Insuffizienz, Diabetes mellitus, Hypo-, Hyperthyreose)*
- *neurogen (z.B. multiple Sklerose, Apoplex, Querschnitt)*
- *psychogen (z.B. Stress, Partnerkonflikte)*
- *vaskulär (z.B. Varikocele testis, Arteriosklerose)*
- *immunologisch (z.B. Autoantikörper gegen Spermatozoen)*
- *entzündlich (z.B. Z.n. Urogenital-Tuberkulose)*
- *Traumen, Fehlbildungen (Aplasie, Stenosen)*

Di
- Spermiogramm:
  Ejakulatvolumen (Norm 2-6ml),
  Spermiendichte (Norm 20-120 Mill./ml),
  Spermienmotilität (Norm > 50%),
  Morphologie (geringe Fehlformenrate)
- Prostatasekretanalyse
- Hormonanalyse: Testosteron, Östradiol, LH, FSH, Prolaktin
- evtl. Hodenbiopsie
- evtl. Vesikulographie (Prüfung der Durchgängigkeit des Samenleiters)

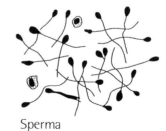

Sperma

Th   Th der Grunderkrankung, ggf. hormonell (Gonadotropine, Clomiphen)

Adoption

- Schaffung eines Eltern-Kind-Verhältnisses durch Rechtsakt
- rechtlich geregelt durch §§ 1741 -1772 BGB

F 69

Insemination, künstliche Befruchtung

homologe Insemination:
- Vorgehen: Aufbringen von frischem bzw. tiefgefrorenem Sperma auf äußeren MM mittels Zervixadapter, wenn Aszensiontest positiv 6 Zyklen lang inseminieren, wenn erfolglos intrauterine Katheterinsemination mit Spermatozoensuspension
- Ind: *Oligospermie, Asthenospermie, Kohabitations-, Ejakulationsstörungen (psychosomatische oder organische Urs)*

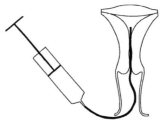

heterologe Insemination
- Vorgehen: Insemination mit Spenderspermien
- Ind: *Sterilität des Mannes* (Rechtslage kritisch)

intrauterine Insemination

F 70

in-vitro-Fertilisation-Embryonentransfer (IVF-ET)
- Vorgehen: *ovarielle Überstimulation der Follikel mit Gonadotropinen (HCG nach HMG), 36 h später transvaginale, sonografisch gesteuerte Follikelpunktion, dann Zugabe vorinkubierter Spermien zu vorinkubierten Oozyten, später Transfer von max. 3 Embryonen (im 4-8-Zellstadium) ins cavum uteri*
- Ind: Funktionsunfähigkeit der Tuben

embryo-in-Fallopian-tube-transfer (EIFT): Vorgehen: Fertilisation in vitro wie bei IVF, Injektion von max. 3 Embryonen in die Tube

Gametentransfer (GIFT = gamet-in-Fallopian-tube-transfer)
- Vorgehen: Gewinnung der Oozyten wie bei IVF, Injektion von max. 3 Oozyten und Spermien in die Tube, d.h. Fertilisation in vivo
- Ind: Störung des Eiaufnahmemechanismus

intrazytoplasmatische Spermieninjektion (ICSI):
Form der in-vitro-Fertilisation

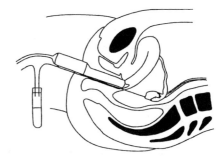

vaginale Follikelpunktion
mittels Vaginalsonographie

LERNLISTE, SEXUALITÄT, FAMILIE

Sexualakt, sexuelle Erregung durch, Phasen des Sexualaktes, libido-beeinflußende Faktoren
Störungen des Sexualaktes, Form, Ät, Th
Kontrazeption, Syn, Pearl-Index, Ind, Üs Methode - Typ - Pearl-Index
Zeitwahlmethoden, Prinzip, Vor, **Kalendermethode**, Prinzip, Vor,
Basaltemperaturmethode, Phy, Prinzip, Vor
Intrauterinpessar (IUP), Form, Wm, Anwendung, Ko, KI, Anm
Mechanische und lokal-chemische Kontrazeptiva, Eint, Wm, KI, Cave
Operative Kontrazeptionsmethoden, Eint, Ind, UW
Hormonale Kontrazeptiva, Üs Typ - Kennzeichen, Wm, Ind, UW, KI, **Üs Minipille**
– Depotpräparate, Postkoitalpille, Ws, Wm, Wi, Ind, UW, KI, Applikation
Impotenz, Def, Form
Infertilität der Frau, Def, Ät, Di, Th
Sterilität, Def, Form, Epi, Di, **Üs Ät - Di - Th**, ovariell, tubar, uterin, zervikal, vaginal, extragenital
Sterilität des Mannes, Ät, Di, Th
Adoption
Insemination, künstliche Befruchtung, homologe Insemination, heterologe Insemination, in-vitro-Fertilisation-Embryonentransfer, embryo-in-Fallopian-tube-transfer, Gametentransfer, intrazytoplasmatische Spermieninjektion

FRAGEN, SEXUALITÄT, FAMILIE

56.) Wie beeinflußen Androgene, Gestagene und Östrogene die Libido der Frau? (3)
57.) Unterscheiden Sie zwischen Vaginismus und Dyspareunie. (2)
58.) Definieren Sie den Pearl-Index und wofür ist dieser ein Maß? (2)
59.) Wie errechnen Sie den ersten bzw. den letzten potentiell fertilen Tag nach Knaus bzw. nach Ogino? Welche Methode ist damit wohl sicherer? (5)
60.) Auf welchem Mechanismus basieren die Wirkungen aller Intrauterinpessare? (1)
61.) Welchen Nachteil haben mechanische und lokal-chemische Kontrazeptiva? (2)
62.) Welche operativen Kontrazeptionsmethoden bei der Frau kennen Sie? (4)
63.) Auf welche Weise wirken Östrogene bzw. Gestagene hormonal kontrazeptiv? (7)
64.) Wie kommt es durch die sog. Minipille zu einer hormonalen Kontrazeption? (3)
65.) Erläutern Sie die Begriffe Impotentia coeundi, Impotentia generandi, Impotentia concipiendi und Impotentia gestandi. (3)
66.) Wieviele Ehen sind in Deutschland ungewollt kinderlos? (1)
67.) Nennen Sie extragenitale Ursachen der Sterilität einer Frau. (4)
68.) Welche Ursachen kommen für die Sterilität des Mannes in Betracht? (9)
69.) Wann ist eine homologe, wann eine heterologe Insemination indiziert? (5)
70.) Wie gehen Sie bei einem in-vitro-Fertilisation-Embryonentransfer vor? (5)

Schwangerschaft

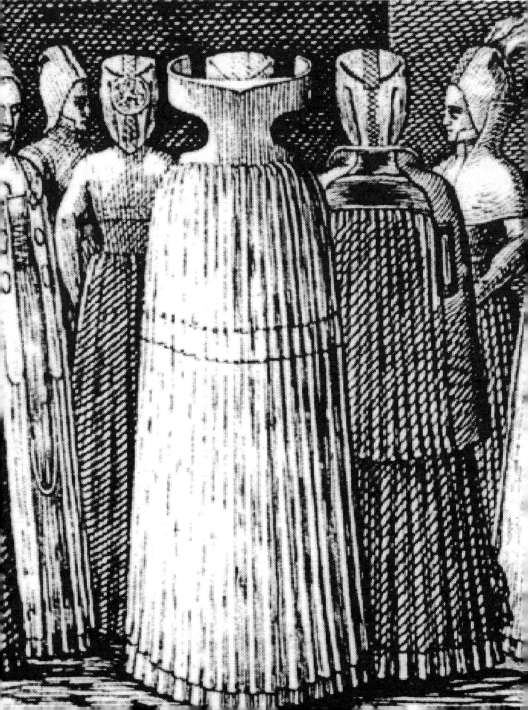

Schwangerschaft

PHYSIOLOGIE DER REPRODUKTION

F 71 ▪▪ **Konzeption – Implantation**

Tag	Stadium	Kennzeichen
1	Konzeption	zur Befruchtung führender Koitus (= Empfängnis)
	(Kapazitation)	*morphol. Veränderung des Spermatozoons während Migration durch weiblichen Genitaltrakt, mit Erwerb der Fähigkeit, in Eizelle einzudringen*
	Imprägnation	Eindringen des Spermiums in Eizelle (durch Corona radiata und Zona pelucida)
	Konjugation	Verschmelzen der haploiden Gametenkerne zum diploiden Kern der Zygote (in Ampulla tubae)
2-3	Morulation	Furchungsteilungen bis zum 32-Zell-Stadium (Morula)
4		Ankunft im Cavum uteri

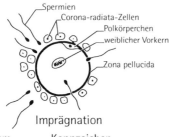

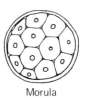

2-Zellen-Stadium

Morula

Imprägnation

F 72 ▪▪

Tag	Stadium	Kennzeichen
4-5	Blastogenese	Blastozyste: außen Trophoblast, innen Embryoblast
6	Nidation	Anheftung des Trophoblasten am Endometrium
> 7	Implantation	Eindringen des Trophoblasten in das Endometrium

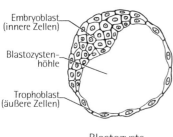
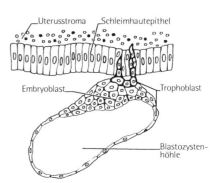

Blastozyste

Nidation

Anm   - *Befruchtungsfähigkeit der Eizelle 6-12h, der Spermien 2-3d*
       - Befruchtung (= Fertilisation) = Konzeption + Imprägnation + Konjugation

F 73   **Implantation - Plazentation**

Veränderungen des Endometriums:
Umbau der Funktionalis zur Dezidua (ödematös aufgelockert)

Implantation
- *Ort: meist fundusnah im Corpus uteri*
- *Zeit: 7. Tag p.c. (p.c. = post conceptionem = nach Konzeption)*
- *Mechanismus: Proteolyse endometrialer Zellen durch Trophoblast*
- bei Störungen der endometrialen Vorbereitung, der enzymatischen Implantation, der immunologischen Balance zwischen Trophoblast und mütterlichem Gewebe kommt es zum Frühabort.

Plazentation (= Bildung der Plazenta)
- Trophoblast ⟹ Zytotrophoblast (innen) und Synzytiotrophoblast (außen)
- Synzytiotrophoblast dringt in Dezidua ein, eröffnet Gefäße und bildet Lakunen.
- Differenzierung der Plazentazotten: Primärzotten (außen Synzytiotrophoblast, innen Zytotrophoblast) ⟹ Sekundärzotten (Einwachsen von extraembryonalem Mesoderm) ⟹ Tertiärzotten (Kapillarbildung aus Mesoderm)

F 74 ▪   **Plazenta**

Phy   **Funktion**: Stoffaustausch, Hormonproduktion
diaplazentarer Stoffaustausch durch:
Diffusion (O_2, CO_2 u.a. niedermolekulare Stoffe),
erleichterte Diffusion (Glukose),
aktiven Transport (Amino-, Fettsäuren, Vitamine),
Pinozytose (Makromoleküle, z.B. IgG)

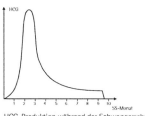
HCG-Produktion während der Schwangerschaft

Hormonsynthese
- Östrogene: v.a. Östriol (E_3), Vorstufe ist das in fetaler NNR gebildete Dehydroepiandrosteronsulfat (DHEA-S), Anstieg bis zur Geburt; E_3 gilt bedingt als Parameter des fetalen Wohlergehens; Funktion: Wachstum v. Uterus, Mammae
- Progesteron: Vorstufen v.a. aus mütterlichem Blut; Anstieg bis zur Geburt; Funktion: Erhaltung der Dezidua und Ruhigstellung des Uterus
- die Steroidhormone (E_3, Progesteron) werden aus Vorstufen im mütterlichen und fetalen Blut gebildet, man spricht daher von der fetoplazentaren Einheit.
- HCG (Proteohormon, humanes Choriongonadotropin, "Schwangerschaftstest-Hormon"): Max. in 12. SSW, danach steiler Abfall, im mütterlichen Serum 8d, im Harn 2-3 Wo nach Konzeption nachweisbar (mit handelsüblichen Tests); Funktion: Östrogen-, Progesteronsynthese im Corpus luteum ↑, Steroidsynthese des Feten ↑
- HPL (Proteohormon, humanes plazentares Lactogen, Synonym: HCS): kontinuierl. Anstieg bis zur Geburt; Wirkung wie hGH (Wachstumshormon)
- alle Plazentahormone sind diabetogen

F 75 ■

Anat
- Durchmesser ca. 20 cm (scheibenförmig), Dicke ca. 3 cm, Gewicht ca. 500g, Oberfläche 10-15m²
- fetaler Anteil: Chorionplatte (überzogen mit Amnion) und Zottenbäumchen bestehend aus Synzytiotrophoblasthülle und Kapillaren
- mütterlicher Anteil: Basalplatte (Decidua basalis) wird von Spiralarterien durchbrochen; im intervillösen Raum zwischen den Zotten umspült das mütterliche Blut direkt das fetale Synzytium (Placenta haemochorialis)
- Plazenton (plazentare Funktionseinheit) = Zottenbaum + zugehörige Spiralarterie

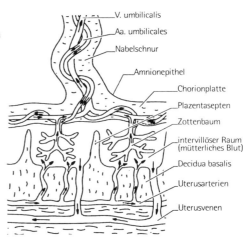

Schema der Plazenta

F 76 ■■   **Nabelschnur**

Anat   2 Arterien, 1 Vene, Wharton-Sulze umgibt Gefäße, Länge ca. 50 cm

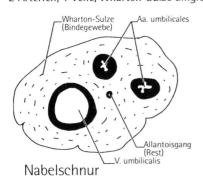

Nabelschnur

Phy   Arterien transportieren O₂-armes Blut vom Fetus zur Plazenta, Vene transportiert O₂-reiches Blut von der Plazenta zum Fetus.

PPh
- sehr lange Nabelschnur ⇒ evtl. Nabelschnurumschlingung, -Knoten ⇒ Asphyxie
- *Insertio velamentosa: Ansatz der Nabelschnur an Eihäuten, statt an Plazenta ⇒ bei Blasensprung kann Nabelschnur einreißen und das Kind verbluten*
- Fehlen einer Nabelschnur-Arterie (1/200 Geburten), dann häufiger Fehlbildungen des Kindes

F 77 .

Eihäute

Entw

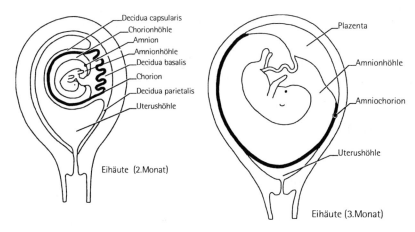

Decidua capsularis
Chorionhöhle
Amnion
Amnionhöhle
Decidua basalis
Chorion
Decidua parietalis
Uterushöhle

Eihäute (2.Monat)

Plazenta
Amnionhöhle
Amniochorion
Uterushöhle

Eihäute (3.Monat)

- Amnion = extraembryonales Ektoderm
- Chorion = extraembryonales Mesoderm
- im 3. Monat verschmelzen Decidua capsularis
  und parietalis, und Chorion und Amnion, d.h.
  Uteruscavum und Chorionhöhle obliterieren.

F 78 .

Eihäute bei Zwillingen:
- *zweieiige Zwillinge: immer dichorial und diamnial*
- *eineiige Zwillinge: entweder dichorial und diamnial, monochorial und diamnial*
  oder monochorial und monoamnial

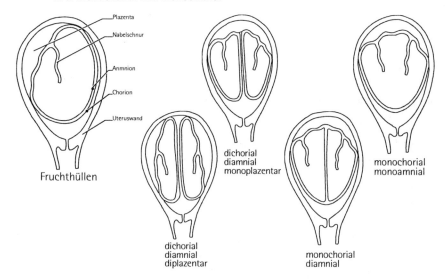

Plazenta
Nabelschnur
Anmnion
Chorion
Uteruswand

Fruchthüllen

dichorial
diamnial
monoplazentar

monochorial
monoamnial

dichorial
diamnial
diplazentar

monochorial
diamnial

F 79 **..** # Fruchtwasser

Phy — Menge: Maximum ca. 1000 ml in der 38. SSW, dann leichte Abnahme
— *Sekretion durch die Amnionzellen, später v.a. Ausscheidung durch fetale Nieren*
— *Resorption durch die Eihäute (passiv) und durch schluckenden Fetus*
— Erneuerung des Fruchtwassers innerhalb von 3h (8x/d)
— Funktion: Schutz des Feten, Stoffaustausch

Hydramnion

Def   Vermehrung der Fruchtwassermenge (> 2,0 l am Termin)

Ät   Stenose des oberen GI-Traktes (Ösophagusatresie), Schluckstörung (z.B. bei Myelomeningozele), mütterl. Diabetes mellitus, Hydrops fetalis unterschiedl. Ät

Ko   Blasensprung, vorzeitige Wehentätigkeit, Lageanomalien, postpartale Atonie

Th   Entlastung des Uterus durch transabdominale Punktion, medik. Wehenhemmung

Oligohydramnion

Def   Verminderung der Fruchtwassermenge

Di   Sono: größtes Fruchtwasserdepot < 2 cm

Ät   Fehlbildungen der fetalen Nieren oder der ableitenden Harnwege, Plazentainsuffizienz (z.B. bei Übertragung), Blasensprung

Ko   fetale Zwangshaltung, Lungenhypoplasie

F 80 **.** # Entwicklung der Frucht

Embryonalperiode (1.-8.Wo p.c.)
- 1. Woche p.c. = Blastogenese
- 2. Woche p.c. = Implantationsstadium: Bildung der 2-blättrigen Keimscheibe aus Ekto- und Entoderm, Bildung des Dottersacks (extraembryonales Entoderm, erste Blutbildungsstätte und Entstehungsort der Urkeimzellen)
- 3. Woche p.c. = Präsomitenstadium: Bildung von Primitivstreifen und Primitivknoten; am Primitivstreifen entsteht das intraembryonale Mesoderm, am Primitivknoten die Chorda
- 4.-8. Woche p.c. = Somitenstadium: Anlage aller Organsysteme

Fetalperiode: 9. Woche p.c. bis Geburt, Organdifferenzierung

Keimblätter
- Ektoderm ⇒ zentrales und peripheres Nervensystem, Epidermis, Hypophyse, Schweißdrüsen, Milchdrüse
- Mesoderm ⇒ *Stütz-, Bewegungsapparat, Blut-, Lymphgefäßsyst, Urogenitalsyst.*
- Entoderm ⇒ Epithel von GI-Trakt, Respirationstrakt, Harnblase, Parenchym von Tonsillen, Thymus, Schilddrüse, Leber, Pankreas

Teratogenese
Entstehung von Fehlbildungen durch sog. Teratogene
(z.b. Medikamente, Umweltgifte, Alkohol, Infektionen, ionisierende Strahlen)

F 81 •• **Entwicklungsstörungen**

Wo p.c.	**Entwicklungsstörung**
1.-2.	keine Fehlbildungen, sondern Frühabort (Alles-oder-nichts-Regel)
3.-10.	Embryopathie, d.h. schwere Fehlbildungen durch Strg. der Organogenese, entscheidend sind Zeitpunkt und Dauer der Noxe, weniger die Art
ab 11.	Fetopathie, d.h. Störung der Organdifferenzierung, Fehlbildungen können nur noch am Gehirn, Auge und weiblichen Genitale entstehen.

Fetales Wachstum

Wachstum:
Faustregel: *Länge der Frucht (in cm) = abgeschlossener Schwangerschaftsmonat zum Quadrat (3.-5- Monat),* bzw. multipliziert mit fünf (6.-10. Monat);
Beispiel: Ende 3. Monat, 3 x 3 = 9 cm; Ende 6. Monat, 6 x 5 = 30 cm

Gewicht
24. SSW	700g
27. SSW	1000g
34. SSW	2000g
38. SSW	3000g

ADAPTATION DES MÜTTERLICHEN ORGANISMUS

F 82 ■ **Adaptation des mütterlichen Organismus**

Herz-Kreislauf:
- Herzfrequenz ↑, Schlagvolumen ↑ ⇒ HMV ↑
- Lageveränderung des Herzens ⇒ EKG-Veränderungen
- Plasmavolumen ↑ (um ca. 40%) ⇒ physiologische Anämie (durch Verdünnung), Ödemneigung (durch erniedrigtes Gesamteiweiß)
- peripherer Gefäßwiderstand ↓ (durch Prostaglandine) ⇒ RR bleibt unverändert
- Kompression der Vena cava inferior durch Uterus ⇒
  1.) Vena-cava-inferior-Syndrom: Auftreten in Rückenlage, Hypotonie, evtl. fetale Asphyxie durch Reduktion des uteroplazentaren Perfusionsdrucks
  2.) Varikosis der Mutter

Blut: *Anämie* (Plasmavolumen ↑ um 40%, Erythrozytenvolumen ↑ um 20%), *Leukozytose, BSG ↑, Gerinnungsfaktoren ↑* ⇒ Thromboserisiko ↑

Lunge: Atemzugvolumen ↑, Atemfrequenz ↑ (15%), Atemminutenvolumen ↑ (50%), alveoläre Ventilation ↑, funktionelle Reservekapazität ↓ (20%)

GI-Trakt:
- Tonusminderung der glatten Muskulatur durch Progesteron ⇒ gastroösophagealer Reflux, Obstipation, selten Cholestase, Cholezystolithiasis
- Epulis gravidarum: leicht blutende Gewebswucherungen des Zahnfleisches
- Ptyalismus gravidarum: vermehrter Speichelfluß

F 83 ■

Endokrinium:
- Kortisol ↑, Aldosteron ↑ ⇒ Na^+-H_2O-Retention ⇒ Ödeme
- reversible Schilddrüsenhyperplasie

Niere:
Filtrationsrate im 1. und 2. Trimenon ↑ ⇒ evtl. Glukosurie und Proteinurie (Cave: Gestationsdiabetes ausschließen!), evtl. Harnstau v.a. rechts (Tonus der glatten Muskulatur ↓, Kompression durch Uterus) ⇒ Pyelonephritisrisiko ↑

Haut:
- *Pigmentierung ↑ ⇒ Linea fusca (= pigmentierte Mittellinie des Abdomens), Chloasma uterinum (= Pigmentierung des Gesichts)*
- *Striae gravidarum (= Schwangerschaftsdehnungsstreifen)*
- *Pruritus gravidarum (im letzten Trimenon, durch Cholestase)*
- Rhinitis gravidarum: Anschwellen der Nasenschleimhäute

Bewegungsapparat:
Auflockerung des Bandapparats ⇒ Rücken-, Symphysenschmerz

Genitale und Mammae:
- Amenorrhoe, Lividität von Portio, Vagina und Introitus, Fluor (= Ausfluß)
- Vergrößerung des Uterus (Wachstum und Dehnung)
- Vergrößerung und Spannung der Mammae, Bildung von Kolostrum (= Erstmilch)

BETREUUNG WÄHREND DER SCHWANGERSCHAFT

F 84 **..** ## Schwangerschaftsfeststellung

Kli
- Amenorrhoe, Spannungsgefühl in den Brüsten, morgendliche Übelkeit, Erbrechen
- Vergrößerung und Auflockerung des Uterus
- livide Verfärbung des Introitus
- historisch: Hegar-Zeichen (durch Auflockerung des Uterus im isthmischen Bereich scheinen sich bei bimanueller Palpation innerer und äußerer Finger zu berühren), Piskacek-Zeichen (einseitige, weiche Ausladung des Uterus im Bereich der Implantation)

Lab
- ß-HCG Nachweis im Serum mittels RIA eine Woche nach Konzeption möglich
- ß-HCG Nachweis im Morgenurin mittels Latex-Agglutinationstest 30-36 d p.m. positiv

Sono
transvaginal:
- Chorionhöhle ab 4. Woche p.m.
- Dottersack ab 5. Woche p.m.
- Herzaktion ab 6. Woche p.m.
(im transabdominalen Sono ist die Herzaktion ab 7.-8. Woche p.m. sichtbar.)

Di
sichere SS-Zeichen:
- *Sono der Herzaktion*
- *kindliche Herztöne (Auskultation)*
- *Kindsbewegungen (Palpation)*

F 85 **..** ## Bestimmung des Geburtstermins

Schwangerschaftsdauer
- post menstruationem 40 Wochen = 280 Tage = 10 Lunarmonate = 9,5 Monate
- das Schwangerschaftsalter wird immer post menstruationem (p.m.) angegeben, es sei denn, es wird ausdrücklich post conceptionem (p.c.) vermerkt.
- Beispiel: 34+2 SSW heißt 34 abgeschlossene Wo + 2d und entspricht der 35.SSW

Naegele-Regel
- *errechneter Geburtstermin bei 28tägigem Zyklus =*
  1. Tag der letzten Periode minus 3 Monate plus 7 Tage plus 1 Jahr
  (bei kürzerem oder längerem Zyklus entsprechende Korrektur)
- Beispiel: letzte Periode 10.4.94 $\Rightarrow$ Termin (10+7).(4-3).(94+1) = 17.1.95

Sono:
durch sonographische Messung der Scheitel-Steiß-Länge in der Früh-SS (bis zur 12./13. Woche) kann der Geburtstermin auf +/- 5 Tage angegeben werden. Da auch nach Konzeption eine menstruationsähnliche Blutung auftreten kann, ist eine Terminbestimmung durch Frühultraschall immer zu empfehlen.

weitere Kriterien:
bekannter Konzeptionstermin, Zeitpunkt des ersten positiven Schwangerschaftstests, Auftreten erster Kindsbewegungen (Erstgebärende ca. 20. SSW, Mehrgebärende ca. 18. SSW)

F 86 •• # Schwangerschaftsvorsorge

Frequenz
ärztliche Vorsorgeuntersuchungen sollten während der Schwangerschaft durchgeführt werden:
- 1.-6. Monat alle 4 Wochen
- 7.-8. Monat alle 2 Wochen
- 9.Monat jede Woche

Erstuntersuchung
- *bei Schwangerschaftsfeststellung obligat: Anamnese, Blutgruppenbestimmung, Suchtest auf Blutgruppen-Ak, Rötelnserologie, Luesserologie, Hb, Chlamydienabstrich*
- *empfohlen: HIV-Serologie, HB_sAg, Toxoplasmoseserologie, Ultraschall, Zervixzytologie*

Folgeuntersuchungen
- bei jeder Vorstellung: RR, Gewicht, Urinstatus, Fundusstand, kindliche Herzaktion
- vaginale Untersuchung (je nach Schule häufig oder selten)
- Hb ca. alle 4 Wochen ab dem 6. Monat
- Suchtest auf Blutgruppen-Ak in der 26. SSW wiederholen,
  bei rh-negativen Schwangeren ein Mal pro Trimenon
- Ultraschall obligat in der 9.-12. SSW, 19.-22. SSW und in der 29.-32. SSW
- Cardiotokogramm (CTG) ca. ab der 34. SSW

F 87 ▪▪

Fundusstand
- *Ende 12. SSW: Oberkante Symphyse*
- *Ende 24. SSW: Nabel*
- *Ende 36. SSW: am Rippenbogen*
- *Ende 40. SSW: ca.* 2 Querfinger unter dem Rippenbogen

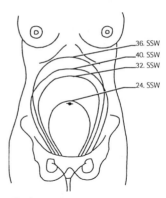

Fundusstand

Leopold-Handgriffe
- 1. Leopold-Handgriff prüft den Fundusstand
- 2. Leopold-Handgriff ermittelt die Stellung des kindlichen Rückens (sog. 1. Lage bedeutet Rücken liegt links, 2. Lage Rücken rechts)
- 3. Leopold-Handgriff prüft, ob Schädel- oder Beckenendlage vorliegt (Kopf ist hart und läßt sich ballotieren, Steiß ist weich und läßt sich nicht ballotieren.)
- 4. Leopold-Handgriff prüft die Beziehung des vorangehenden Teils zum BE
- Zangenmeister-Handgriff überprüft, ob Mißverhältnis zwischen kindlichem Kopf und mütterlichem Becken vorliegt (dann überragt kindlicher Kopf die Symphyse; eine Hand wird flach auf Symphyse gelegt, die 2. auf vorangehenden Kindteil)

Anm   Christian G. Leopold (1846-1911), Gynäkologe in Dresden

F 88 ▪▪

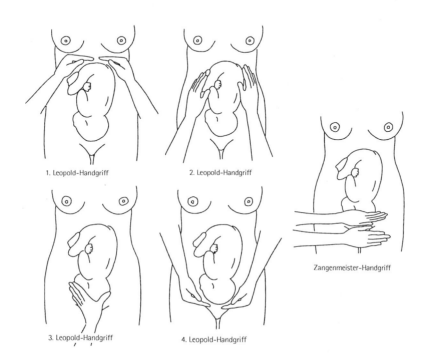

1. Leopold-Handgriff

2. Leopold-Handgriff

Zangenmeister-Handgriff

3. Leopold-Handgriff

4. Leopold-Handgriff

F 89 ∎∎ **Ultraschall**

Allg *in den Mutterschaftsrichtlinien sind drei Ultraschalluntersuchungen im Verlauf der Schwangerschaftsvorsorge vorgeschrieben.*

1. Screening *(9.-12. SSW)*
Überprüfung des intrauterinen Sitzes (Ausschluß Extrauteringravidität), Nachweis der Herzaktion (Ausschluß missed abortion), Überprüfung der zeitgerechten Entwicklung durch Diametrie (Scheitel-Steiß-Länge = SSL, oder biparietaler Durchmesser = BPD), Anzahl der Fruchtanlagen (Mehrlings-SS)

2. Screening *(19.-22. SSW)*:
Überprüfung der zeitgerechten Entwicklung durch Diametrie (biparietaler und fronto-okzipitaler Durchmesser, Abdomen-Thorax-Durchmesser, Femurlänge), Erkennen von Fehlbildungen, Beurteilung der Fruchtwassermenge (Abweichung evtl. Hinweis auf Fehlbildung) und des Plazentasitzes (z.B. Plazenta praevia)

3. Screening *(32.-36. SSW)*:
Überprüfung der zeitgerechten Entwicklung durch Diametrie (Kind zu klein ⇒ V.a. Plazentainsuffizienz, Kind zu groß ⇒ V.a. Gestationsdiabetes), Beurteilung der Fruchtwassermenge, Überprüfung des Plazentasitzes

Doppler
Blutflußgeschwindigkeitsprofile von A. umbilicalis und anderen fetalen Gefäßen können bei Plazentainsuffizienz typische Veränderungen zeigen.

F 90 ∎ **Cardiotokogramm (CTG)**

Def gleichzeitige Registrierung von fetaler Herzfrequenz und mütterlicher Wehentätigkeit (Ableitung extern über Bauch oder während der Geburt, nach Eröffnung der Fruchtblase über Kopfschwartenelektrode möglich)

Ind - Überwachung eines gefährdeten, lebensfähigen Kindes (d.h. ab der 25./26. SSW)
- bei unauffälliger SS ab der 34. - 36. SSW

normale mittlere Herzfrequenz:
120 - 160 Schläge/min

mittelfristige Frequenzveränderungen:
- Akzeleration: kurz dauernde Beschleunigung der Herzfrequenz, muß präpartal nachweisbar sein
- *Dezeleration: kurz dauernde Verlangsamung der Herzfrequenz; späte Dezeleration: Herzfrequenzminimum nach Wehengipfel ⇒ Kind akut*

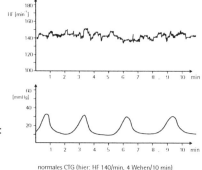

normales CTG (hier: HF 140/min, 4 Wehen/10 min)

gefährdet; frühe Dezeleration: Herzfrequenzminimum gleichzeitig mit Wehengipfel, prognostisch günstiger

F 91 ∎∎

kurzfristige Frequenzveränderungen: *normale Bandbreite der Oszillation 10-25 Schläge/min. Geringere Oszillationsbreite, wenn Kind schläft (Normalisierung nach Weckversuch: durch Schütteln des Kindes oder akustische Stimulation), oder bei Beeinträchtigung des Kindes v.a. durch Hypoxie.*

Pränatale Diagnostik

Def die pränatale Diagnostik ist i.e.S. die frühzeitige Diagnostik von Chromosomenstörungen, Fehlbildungen, Stoffwechselerkrankungen

Ind - Alter der Mutter > 35a (Risiko einer freien Trisomie 21 mit 20a 1 : 2000, mit 35a 1 : 350, mit 45a 1 : 35)
- Z.n. Geburt eines Kindes mit Chromosomenstörung
- erbliche, diagnostizierbare Stoffwechselerkrankung in der Familie
- Mutter Konduktorin einer X-chromosomal vererbbaren Erkrankung
- auffälliges Sono

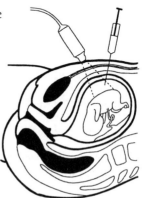

Amniozentese (sonographisch gesteuert)

F 92 ∎∎

Form - **AFP-Bestimmung im mütterlichen Serum**: AFP ↑ ⇒ erhöhtes Risiko für Spina bifida und Bauchwanddefekte, AFP ↓ ⇒ erhöhtes Risiko für Morbus Down;

- **triple Test**: individuelle Risikoabschätzung für M. Down aus AFP, ß-HCG und Östriol i.S. der Mutter und mütterlichem Alter; bei erhöhtem Risiko Amniozentese

- **Amniozentese** = *Fruchtwasserpunktion (14.-16. SSW), transabdominale Punktion von ca. 20 ml Fruchtwasser unter Ultraschallsicht ⇒ Fibroblastenkultur (Dauer ca. 3 Wo) ⇒ Chromosomen-Di und AFP-Bestimmung*, Abortrisiko ca. 0,5-1%

- **Chorionzottenbiopsie** (CVS): Durchführung in 9.-12. SSW unter Ultraschallsicht transabdominal oder transzervikal; Ergebnis nach 1 Wo; cave: Trophoblast chromosomal nicht immer identisch mit kindl. Gewebe ⇒ evtl. unklarer Befund

- **Nabelschnurpunktion**: Durchführung ab der 20. SSW, Punktion der Nabelvene unter Ultraschallsicht, Ergebnis nach 5 Tagen, Risiko des intrauterinen Fruchttods 1-2%; Ind: Notwendigkeit rascher Chromosomendiagnostik > 20. SSW, Diagnose von Stoffwechselerkrankungen, Hämoglobinopathien, Hb bei Rh-Inkompatibilität

F 93 **..** ## Mutterschutz

in der **Schwangerschaft** gilt:
- keine Akkord- und Fließbandarbeit, keine Arbeiten, bei denen ständig mehr als 5kg oder gelegentlich mehr als 10kg gehoben werden müssen
- bei ständiger Arbeit im Stehen müssen Sitzgelegenheiten vorhanden sein, bei ständiger sitzender Tätigkeit muß Gelegenheit zum Aufstehen sein
- keine schädigende Einflüsse, z.B. Hitze, Kälte, schädigende Stoffe, Staub, Strahlen

in **Schwangerschaft und Stillzeit** gilt:
- keine Nachtarbeit zwischen 20 und 6 Uhr
- keine Arbeit an Sonn- und Feiertagen (Ausnahmeregelungen für hauswirtschaftliche Betriebe, Landwirtschaft, Gaststätten, Krankenpflege)
- Höchstarbeitszeit 8,5h/d, 90h/2 Wochen, Ausnahmen wie oben

es gelten folgende **Fristen:**
- *Mutterschutz beginnt 6 Wochen vor ärztlich bescheinigtem Geburtstermin und endet 8 Wochen, bei Frühgeburt und Mehrlingen 12 Wochen nach der Geburt.* In dieser Zeit wird Mutterschaftsgeld in Höhe des Nettogehaltes gezahlt.
- Kündigung während der SS bis 4 Mo post partum ist unzulässig, wenn Arbeitgeber von der SS wußte oder sie ihm bis 2 Wo nach der Kündigung mitgeteilt wurde.

Erziehungsurlaub: kann von einem Elternteil für max. 3 Jahre genommen werden, in den ersten 2 Jahren wird Erziehungsgeld gezahlt.

F 94 **..** ## Schwangerschaftsabbruch

nicht–rechtswidriger Abbruch:
nach der Neufassung des § 218 von 1992 und dem Urteil des Bundesverfassungsgerichts von 5/93 ist der Schwangerschaftsabbruch (= Interruptio) bei folgenden Ind nicht rechtswidrig:
- *medizinische Ind: Gefährdung des Lebens* oder schwere Beeinträchtigung der physischen oder psychischen Gesundheit *der Mutter* durch die SS; keine Frist
- *embryopathische Ind* (Syn: kindlich, eugenisch): wenn dringende Gründe für eine *nicht behebbare Gesundheitsschädigung des Kindes* sprechen; Frist: Abschluß der 24. Wo p.m.
- *kriminologische Ind: wenn die SS durch eine Vergewaltigung entstanden ist.* Diese Ind gilt nach wie vor, auch wenn sie im Gesetz nur noch indirekt erscheint; Frist: Abschluß der 14. Wo p.m.

rechtswidriger, straffreier Abbruch:
die sog. soziale Ind wurde abgeschafft. Statt dessen gilt ein Abbruch der Schwangerschaft als **rechtswidrig aber straffrei**, wenn die Schwangere den Abbruch wünscht und sich mindestens 3 Tage vor dem Abbruch von einer anerkannten Beratungsstelle beraten ließ (Beratungsstelle und abbrechende Institution müssen unabhängig voneinander sein; diese Beratungspflicht gilt für alle Ind außer der medizinischen); Frist: Abschluß der 14. Wo p.m.; rechtswidrige, aber straffreie Abbrüche werden von der gesetzlichen Krankenkasse nicht bezahlt.

F 95 ▪▪

Form - **Saugkürettage** (bis zur 12. SSW):
Auflockerung der Zervix durch lokale Prostaglandinapplikation (Gel oder Scheidenzäpfchen), dann Entleerung der Gebärmutterhöhle durch Absauggerät

- **Weheninduktion** (nach der 12. SSW):
lokale Prostaglandinapplikation, dann Weheninduktion durch Prostaglandin i.v. zur Ausstoßung der Frucht; ggf. Nachkurettage, um sicherzustellen, daß der Uterus leer ist.

- **RU 486** ("Abtreibungspille", zwischen 42 und 49. Tag p.m.):
durch Blockade der Progesteronrezeptoren Lösung des Trophoblasten und Ausstoßung des frühen Embryos; Anwendung in Kombination mit Prostaglandin; in D bisher nicht zugelassen (Zulassung nicht beantragt!)

Ko - Frühkomplikationen: Infektion, Blutung, Perforation, Verbleiben fetaler Teile im Uterus
- Spätkomplikationen: Zervixinsuffizienz, psychische Störungen

Prg - Komplikationsrate: 8-20%
- je höher das Gestationsalter, desto häufiger Komplikationen
- Letalität: 1-4/100 000

F 96 ▪▪ **Kindliche Mortalität**

Lebendgeburt: jede Geburt, bei der beim Neugeborenen die Atmung eingesetzt, das Herz geschlagen oder die Nabelschnur pulsiert hat (Lebenszeichen).

Totgeburt: jede Geburt, bei der beim Neugeborenen keine Lebenszeichen (s.o.) vorhanden sind und das Geburtsgewciht über 500 g liegt.

perinatale Mortalität: *kindliche Sterblichkeit vor, während und bis zum 7.Tag nach der Geburt bei einem Geburtsgewicht > 500g (auf 1000 Lebendgeborene)*

Epi perinatale Mortalität in D *1989 6,2/1000, 1950 noch 50/1000!*

Ät Frühgeburtlichkeit, Fehlbildung, Plazentainsuffizienz, Infektion, Hirnblutung, Rh-Inkompatibilität, Diabetes

Mütterliche Mortalität

Def alle mütterlichen Todesfälle vor, während und bis 6 Wo nach der Gravidität, die in Beziehung zur Schwangerschaft stehen (auf 100 000 Lebendgeborene)

Epi in D 1990 7/100 000, 1956 noch 139/100 000!

Ät Embolie, hämorrhagischer Schock, Infektion, EPH-Gestose

LERNLISTE, SCHWANGERSCHAFT

Konzeption – Implantation, Üs Tag - Stadium - Kennzeichen, Üs Tag - Stadium
- Kennzeichen, Anm
Implantation – Plazentation, Veränderungen des Endometriums, Implantation,
Plazentation
Plazenta, Phy, Hormonsynthese, Anat
Nabelschnur, Anat, Phy, PPh
Eihäute, Entw, Amnion, Chorion, Eihäute bei Zwillingen
Fruchtwasser, Phy
Hydramnion, Def, Ät, Ko, Th
Oligohydramnion, Def, Di, Ät, Ko
Entwicklung der Frucht, Embryonalperiode, Fetalperiode, Keimblätter,
Teratogenese
Entwicklungsstörungen, Üs Wo p.c. - Entwicklungsstörung
Fetales Wachstum, Wachstum (Faustregel), Gewicht
Adaptation des mütterlichen Organismus, Herz-Kreislauf, Blut, Lunge, GI-Trakt,
Endokrinium, Niere, Haut, Bewegungsapparat, Genitale und Mammae
Schwangerschaftsfeststellung, Kli, Lab, Sono, Di (sichere SS-Zeichen)
Bestimmung des Geburtstermins, Schwangerschaftsdauer, Naegele-Regel, Sono,
weitere Kriterien
Schwangerschaftsvorsorge, Frequenz, Erstuntersuchung, Folgeuntersuchungen,
Fundusstand, Leopold-Handgriffe, Anm
Ultraschall, Allgemeines, 1. Screening, 2. Screening, 3. Screening, Doppler
Cardiotokogramm (CTG), Def, Ind, normale mittlere Herzfrequenz, mittelfristige
Frequenzveränderungen, kurzfristige Frequenzveränderungen
Pränatale Diagnostik, Def, Ind, Form
Mutterschutz, in der Schwangerschaft gilt, in Schwangerschaft und Stillzeit gilt,
es gelten folgende Fristen, Erziehungsurlaub
Schwangerschaftsabbruch, nicht-rechtswidriger Abbruch, rechtswidriger,
straffreier Abbruch, Form, Ko, Prg
Kindliche Mortalität, Lebendgeburt, Totgeburt, perinatale Mortalität, Epi, Ät
Mütterliche Mortalität, Def, Epi, Ät

FRAGEN, SCHWANGERSCHAFT

71.)   Was verstehen Sie unter dem Begriff Kapazitation? (1)
72.)   Wie lange währt die Befruchtungsfähigkeit der Eizelle und der Spermien? (2)
73.)   Wann, wo und wie findet die Implantation des Trophoblasten statt? (3)
74.)   Durch welche Mechanismen findet der diaplazentare Stoffaustausch zwischen
        Mutter und Embryo statt? Nennen Sie jeweils ein Beispiel. (8)

75.) Beschreiben Sie den Aufbau der Plazenta anhand nebenstehender Abbildung. (11)

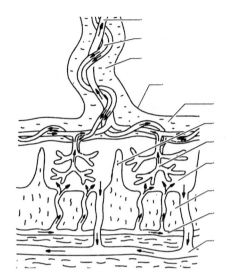

76.) Was ist eine Insertio velamentosa und welche Gefahr ist damit verbunden? (2)

77.) Beschreiben Sie die anatomischen Strukturen, die auf folgender Abbildung markiert sind. (8)

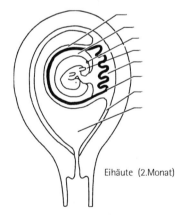

Eihäute (2.Monat)

78.) Beschreiben Sie Amnion und Chorion bei Zwillingen. (8)

79.) Wie entsteht das Fruchtwasser und wie wird es resorbiert? (4)

80.) Welche Gewebe entstehen u.a. aus dem Mesoderm? (5)

81.) Wie kann die Größe der Frucht während der ersten Schwangerschaftshälfte abgeschätzt werden? (1)

82.) Zu welchen Veränderungen des Blutes kommt es während der Schwangerschaft? (3)

83.)   Welchen Veränderungen unterliegt die Haut einer Schwangeren während der Gravidität? (4)

84.)   Nennen Sie sichere Schwangerschaftszeichen. (3)

85.)   Wie errechnen Sie den Geburtstermin nach der sog. Naegele-Regel? (1)

86.)   Welche Erstuntersuchungen müssen bei der Feststellung einer Schwangerschaft durchgeführt werden, welche weiteren sollten durchgeführt werden? (10)

87.)   Auf welcher Höhe kann der Fundus uteri gegen Ende der 12., der 24. und der 36. Schwangerschaftswoche getastet werden? (3)

88.)   Demonstrieren Sie die vier Leopold-Handgriffe und den Zangenmeister-Handgriff. (5)

89.)   Wieviel Ultraschalluntersuchungen müssen, den Mutterschaftsrichtlinien folgend, im Verlauf der Schwangerschaftsvorsorge durchgeführt werden und wann finden diese statt? (6)

90.)   Was ist eine Dezeleration? Unterscheiden Sie zwischen einer frühen und einer späten Dezeleration. (5)

91.)   Wie groß ist die normale Oszillationsbreite bei einem Cardiotokogramm und wann ist diese vermindert? (3)

92.)   Was ist eine Amniozentese, wie wird sie durchgeführt und welche Untersuchungen des Materials werden angesetzt? (6)

93.)   Wann beginnt der Mutterschutz und wann endet er? (2)

94.)   Bei welchen sog. Indikationen ist ein Schwangerschaftsabbruch nicht rechtswidrig und damit auch straffrei? Erläutern Sie diese Indikationen kurz. (6)

95.)   Auf welche Weise wirkt die sog. Abtreibungspille RU 486? (3)

96.)   Was verstehen Sie unter dem Begriff perinatale Mortalität und in welchem Maß hat sie zwischen den Jahren 1950 und 1990 abgenommen? (5)

Schwangerschaftsstörungen

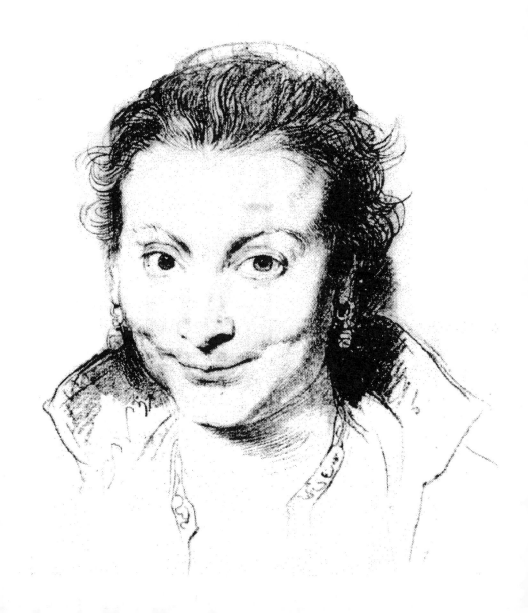

Peter Paul Rubens (1577 - 1640)
Bildnis der Isabella Brant

Schwangerschaftsstörungen

STÖRUNGEN DER FRÜHSCHWANGERSCHAFT

F 97 •• **Abort**

Def	Beendigung einer SS vor vollendeter 24. SSW, mit einem Geburtsgewicht < 500g

Syn   Fehlgeburt

Eint   – Frühabort: vor vollendeter 12. SSW
       – Spätabort: zwischen 13. SSW und vollendeter 24. SSW
       – habituelle Aborte: 3 oder mehr aufeinanderfolgende Aborte

Epi   – ca. 20% der erkannten Graviditäten
       – häufig in den ersten 4 Wochen p.c.

Ät   – Chromosomenaberration (häufig bei Frühabort)
       – Zervixinsuffizienz (häufig bei Spätabort), Uterusfehlbildung, Myom,
         Lutealphaseninsuffizienz
       – Infektion, schwere Allgemeinerkrankung der Mutter
       – immunologisch

Kli   *vaginale Blutung, ziehende Unterbauchschmerzen (außer bei missed abortion)*

Di   *Sono*

DD   *Extrauteringravidität (Cavum uteri leer), Blasenmole ("Schneegestöber")*

F 98 ••

Üs   Form   Kennzeichen

       Abortus imminens *= drohender Abort, SS sonographisch
                             intakt, d.h. Herzaktion nachweisbar*

       Abortus incipiens = beginnender Abort, Zervix leicht geöffnet,
                             SS meistens sonographisch nicht intakt

       Abortus   Abgang eines Teils oder der ganzen SS
       (in-)completus   (vollständiger Abgang schwer
                             diagnostizierbar),
                             Zervix meist für Finger passierbar

       missed abortion   = verhaltener Abort, keine oder geringe
                             vaginale Blutung, SS sonographisch nicht intakt

       febriler Abort   Temperatur > 38°C; inkompliziert: Infektion auf Uterus
                             beschränkt; kompliziert: Pelveoperitonitis, evtl. sept.
                             Schock, DIC; Err: Gramneg., Anaerobier (v.a.Mischflora)

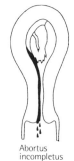

Abortus
incompletus

Th - *Abortus imminens: Bettruhe, Abwarten*
- alle übrigen Formen: Kürettage mit stumpfer Kürette oder Saugkürettage (bei geschlossener Zervix Auflockerung mit Prostaglandingel), Cave: Uterusperforation
- febriler Abort: engmaschige Kontrolle von Temperatur, Puls, RR, Gerinnungsstatus, Antibiotika hochdosiert i.v., low-dose-Heparinisierung

F 99 ▪▪ **Extrauteringravidität (EUG)**

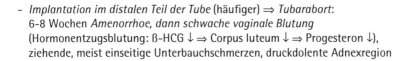

Epi 2/100 Schwangerschaften

Lok Eileiter (95%), selten Bauchhöhle, Ovar, Zervix uteri

Ät Adnexitis, Endometriose, Intrauterinpessar, Z.n. OP ⇒ Passagebehinderung des Eis

Kli - *Implantation im distalen Teil der Tube* (häufiger) ⇒ *Tubarabort*: 6-8 Wochen *Amenorrhoe, dann schwache vaginale Blutung* (Hormonentzugsblutung: ß-HCG ↓ ⇒ Corpus luteum ↓ ⇒ Progesteron ↓), ziehende, meist einseitige Unterbauchschmerzen, druckdolente Adnexregion
- *Implantation im mittleren bzw. proximalen Teil der Tube ⇒ Tubarruptur ⇒ lebensbedrohliche art. Blutung:* plötzlich einsetzende starke Unterbauchschmerzen, akutes Abdomen, hämorrhagischer Schock

Di - Sono: leeres Cavum uteri (bei hohem ß-HCG), freie Flüssigkeit im Douglas, EUG nur selten direkt nachweisbar
- ß-HCG-Anstieg geringer als normal, da Trophoblastenwachstum eingeschränkt

Th nach Di-Stellung einleiten: meist laparaskopische, selten laparatomische Salpingotomie oder Salpingektomie mit Entfernung der EUG

Prg Risiko einer EUG bei folgender SS 10-30%

F 100 ▪▪ **Trophoblasterkrankungen**

Üs

Form	Kennzeichen
partielle Blasenmole	partielle hydropische Degeneration des Trophoblast, Embryo vorhanden, Urs v.a. Triploidie der Frucht
komplette Blasenmole	hydrop. Degener. der Trophoblastzotten, kein Embryo
invasive Blasenmole	invasives Wachstum der Trophoblastzotten ins Myometrium, selten auch reversible Metastasen
Chorion-Ca	maligne entartetes Trophoblastgewebe, keine Zotten, hämatogene Meta (v.a. in Lunge, Gehirn, Leber)

Epi   komplette Blasenmole ca. 1/2000 Geburten,
Chorion-Ca ca. 1/20 000 Geburten (in Europa)

Kli   vaginale Blutung, Unterbauchschmerzen, Übelkeit, Erbrechen

Di   Sono ("Schneegestöber" = echoreiche, wabige Struktur; großer Uterus), ß-HCG ↑↑

Th   - *partielle, komplette Blasenmole: Saugkürettage*
(Cave Blutung, Perforation ⇒ OP-Bereitschaft)
- *invasive Mole, Chorion-Ca: Chemotherapie* (Verlaufskontrolle über ß-HCG)

Prg   invasive Blasenmole: 100% Heilung; Chorioncarcinom: ca. 85% Heilung

F 101 ▪ **Hyperemesis gravidarum**

Def   - *Emesis gravidarum: physiologisches Schwangerschaftserbrechen*
- Hyperemesis gravidarum: übermäßiges Schwangerschaftserbrechen

Epi   *Emesis bei ca. 30% der Schwangeren; Auftreten zwischen 4. und 16. SSW*

Ät   - hormonelle, metabolische und immunologische Umstellung
(relative NNR-Insuffizienz)
- verstärkt durch psychische Faktoren

Kli   - Übelkeit und Erbrechen, v.a. morgens und postprandial
- Gewichtsabnahme, Störung des Hungerstoffwechsels (Ketonurie)
- Dehydratation (Gefahr des Komas), evtl. Nierenfunktionsstörungen,
Cholestase mit Ikterus

Lab   - Ketonurie (Verlaufskontrolle)
- Kontrolle von Elektrolyten, Hämatokrit, Rest-N, Bilirubin, Transaminasen

Th   - zahlreiche kleine Mahlzeiten, erste Mahlzeit vor dem Aufstehen, Ruhe
- Antiemetika (Metoclopramid), Sedativa
- in schweren Fällen hochkalorische Infusionstherapie (stationär)

RISIKOFAKTOREN IN DER SCHWANGERSCHAFT

F 102 •• **Hypertensive Erkrankungen in der Schwangerschaft**

Üs

Erkrankung	Kennzeichen
SS-induzierte Hypertonie	RR: diastolisch > 90 mmHg, systolisch 140 mmHg
SS-induzierte Proteinurie	Proteinurie > 0,2 g/l im 24h-Urin
EPH-Gestose	Ödeme (Edema), + Proteinurie + Hypertonie (Syn: Präeklampsie, Spätgestose, Toxikose)
Propfgestose	EPH-Gestose bei vorbestehender Nierenerkrankung oder Hypertonie (Syn: Propfpräeklampsie)
Eklampsie	EPH-Gestose + tonisch-klonische Krampfanfälle
HELLP-Syndrom	EPH-Gestose + Leberfunktionsstörung (haemolysis, elevated liver enzymes, low platelets)

Epi
- EPH-Gestose ca. 10% der Schwangerschaften
- Eklampsie ca. 0,1% der Schwangerschaften

Ät
möglicherweise immunologische Abstoßungsreaktion gegen die Frucht

Rif
vorbestehende Hypertonie, Nierenerkrankung, positive Familienanamnese, sehr junge (<18) und späte Erstgebärende (>35), Mehrlings-SS, Diabetes mellitus

F 103 ••
PPh
- gestörte Implantation des Trophoblast
- Störungen des Prostaglandinstoffwechsels: PGE_2 (vasodilatatorisch) ↓, Thromboxan (vasokonstriktorisch, induziert Thrombozytenaggregation) ↑, Prostacyclin (vasodilatatorisch, hemmt Thrombozytenaggregation) ↓
- Angiotensinempfindlichkeit ↑ ⇒ Vasokonstriktion

Pat
arterielle Vasokonstriktion + Hyperviskosität ⇒
- Plazenta: Mikro-, Makroinfarkte
- Niere: glomeruläre Endotheliose
- Leber: hämorrhagische Nekrosen, subkapsuläre Blutungen
- Gehirn: petechiale Blutungen, Arteriolenspasmen

Kli
Ödeme, Proteinurie, Hypertonie

Ko
- vorzeitige intrauterine Mangelentwicklung, Plazentalösung, Fruchttod
- akute Niereninsuffizienz
- Eklampsie: akute Lebensgefahr durch Aspiration, Atemstillstand, zerebrale Blutung (Prodromi: Kopfschmerzen, Augenflimmern, Ohrensausen, Hyperreflexie)
- HELLP-Syndrom: Lebensgefahr durch disseminierte intravasale Gerinnung (Prodromi: Oberbauchschmerzen, Übelkeit, Erbrechen)

F 104 ▪▪

Lab   - Hkt ↑, Hypoproteinämie, Harnsäure ↑ (prognostischer Parameter)
      - Proteinurie
      - HELLP-Syndrom: Transaminasen ↑, Antithrombin III ↓, LDH ↑,
        Haptoglobin ↓, Blutbild (Fragmentozyten, Thrombozyten ↓)

Di   Klinik, Lab

Th   - körperliche Schonung, Bettruhe
      - salzarme, eiweißreiche Kost
      - Magnesiumsubstitution
      - Antihypertensiva: Betablocker (z.b. Metoprolol), α-Methyldopa, Hydralazin
      - ASS 50 - 100 mg/d (umstritten)
      - bei schwerer Präeklampsie intensive stationäre Überwachung
      - *Entbindung: Ind akute Gefährdung des Kindes (pathologisches CTG) oder*
        der Mutter (drohende Eklampsie, HELLP, nicht beherrschbare Hypertonie)

      - Eklampsie: Mg i.v. hochdosiert, Diazepam, sofortige Entbindung
      - HELLP: sofortige Entbindung, Stabilisierung des Gerinnungssystems

Cave die Gabe von Diuretika ist kontraindiziert!

F 105 ▪▪   **Schwangerschaft und Diabetes mellitus**

Risiken für die Mutter: erschwerte BZ-Einstellung, BZ-Entgleisung,
Gestose, Infektion (z.B. Pyelonephritis)

Risiken für das Kind: Abort, Fehlbildungen, Plazentainsuffizienz, intrauteriner
Fruchttod, Makrosomie (⇒ geburtshilfliche Ko), postpartales Atemnotsyndrom
(Lungenreife ↓), postpartale Hypoglykämie (ZNS-Schäden), Hypokalzämie
(Krämpfe)

Th   - intensivierte, optimierte Insulin-Th (Basis-Bolus-Prinzip oder Insulinpumpe)
      - stationäre BZ-Einstellung vor der SS und in der Früh-SS
        (Insulinbedarf im 1.Trimenon oft ↓, im 2. und 3. Trimenon oft 2-3-fach ↑,
        kurz vor Termin ↓, Cave: drastische Abnahme des Insulinbedarfs ist Hinweis auf
        Plazentainsuffizienz!)
      - bei NIDDM (Non-insulin-dependant-diabetes-mellitus) Umstellung von
        Sulfonylharnstoffen auf Insulin
      - intensive Überwachung des Kindes ab 32. SSW (CTG, US, Doppler), ggf. stationär
      - SS möglichst bis in Terminnähe führen, jedoch Übertragung vermeiden
      - Entbindung in einem Perinatalzentrum zur optimalen postpartalen Überwachung

Prg   bei optimaler BZ-Einstellung präkonzeptionell und in der Früh-SS ist die
      Fehlbildungsrate nicht erhöht!

F 106 .. **Gestationsdiabetes**

Def *Manifestation einer gestörten Glukosetoleranz oder eines Diabetes mellitus während der Schwangerschaft*

Ät Insulinantagonisten ↑ (z.B. HPL)

Rif - positive Familienanamnese (Diabetes mellitus)
- eigenes Geburtsgewicht > 4000 g
- geburtshilfliche Anamnese: Z.n. Geburt eines Kindes > 4000 g, Z.n. unklarem intrauterinem Fruchttod
- Glukosurie, Hydramnion, sonographisch großes Kind (v.a. Thoraxdurchmesser), rezidivierende Harnwegsinfekte

Di oGTT (oraler Glukosetoleranztest)

Th - Diät, BZ-Selbstkontrolle
- falls unzureichend Insulin-Th

Prg *Normalisierung sofort post partum*

F 107 . **Ikterus in graviditate**

Ät **schwangerschaftsunabhängig**:
- *infektiöse Hepatitis* (40%, häufigste Ursache des Ikterus in der SS)
- Verschlußikterus, Hämolyse

schwangerschaftsbedingt:
- *intrahepatische Schwangerschaftscholestase* (= Pruritus gravidarum, s. unten)
- Ikterus bei Hyperemesis gravidarum
- akute Schwangerschaftsfettleber (seltene, foudroyant verlaufende Leberzellverfettung mit hoher mütterlicher und kindlicher Letalität)

Intrahepatische Schwangerschaftscholestase

Epi bei 20% der SS (zweithäufigste Urs des Ikterus in der SS), meist im 3. Trimenon

Kli Pruritus, 1-2 Wochen später Ikterus (Lab: Leberenzyme erhöht)

Th S-Adenosyl-L-Methionin i.v. oder Cholestyramin p.o.

Prg promptes Verschwinden der Symptome post partum; cave orale Kontrazeptiva postpartal, wegen Gefahr einer Cholestase

F 108 **Herzinsuffizienz in graviditate**

Def   Unvermögen des Herzens, das vom Körper benötigte Blutvolumen zu fördern
       (St. III n. NYHA: Beschwerden bei leichter körperlicher Belastung)

Ko   **Risiko für Mutter:** ab St. III Mortalität > 20% (davon 50% im Wochenbett),
       cave 28.-34 SSW, Geburt, Wochenbett
       Risiko für Kind: Spontanabortrate ↑, Frühgeburtsrate ↑

Th   - *SS: Schonung, evtl. Hospitalisierung, Abbruch ab St. III*
       - Geburt: Verkürzung der Austreibungsphase durch Vakuum oder Zange, evtl. Sectio

Phlebothrombose in graviditate

Def   (in-)kompletter thrombotischer Verschluß einer tiefen Vene

Lok   v.a. V. femoralis oder V. iliaca, fast immer links (relative Engstelle durch Kreuzung
       der rechten A. iliaca. communis)

Ko   **Risiko für Mutter:** Lungenembolie, postthrombotisches Syndrom
       (= anhaltende chronisch venöse Insuffizienz)

Th   Heparinisierung, Immobilisierung, Kompression,
       evtl. Thrombektomie nach Sectio

F 109 **Eisenmangelanämie in graviditate**

Def   Erniedrigung des Hämoglobingehalts hervorgerufen durch einen Mangel an Eisen

Epi   am Ende der SS ein Drittel der Mütter (in D)

Ko   **Risiko für Kind:** bei Hb < 8g/dl O_2-Mangel

Th   - *Substitution von 100-200 mg/d Fe^{2+} p.o.*
       - *bei Hb < 8g/dl evtl. Transfusion*

Appendizitis in graviditate

Epi   häufigste chirurgische Komplikation in der SS

Kli   - atypisch und oft diskret
       - Druckschmerzmaximum durch Verlagerung des Zökums oft höher als normal
       - Abwehrspannung fehlt meistens

Ko   Perforation (Risiko in SS erhöht)

Th   Appendektomie, im Zweifel immer Laparotomie

F 110 .. **Akute Pyelonephritis in graviditate**

Epi häufigste Erkrankung in der SS

PPh - *schwangerschaftsbedingter Tonusverlust* ⇒ *vesikoureteraler Reflux*
     - *Kompression des Ureters* ⇒ *Abflußbehinderung*; Harnstau fast immer re >> li

Kli Flankenschmerzen, Leukozyturie, Bakteriurie, nur selten Fieber, oft symptomarm

Ko **Risiko für Mutter:** Urosepsis; **Risiko für Kind:** vorzeitige Wehen ⇒ Frühgeburt

Di Sediment und Urinkultur mit Antibiogramm (aus Mittelstrahlurin)

Err E.. coli (häufig), auch Klebsiellen, Mycoplasmen, Proteus, Pseudomonas

Th Antibiotika, bei Harnstau evtl. Ureterschiene oder perkutane Nierenfistel

Niereninsuffizienz in graviditate

Def Nierenfunktionseinschränkung z.b. durch eine chronische Glomerulonephritis, chronische Pyelonephritis oder Zystennieren

Ko **Risiko für Mutter:** hohes Risiko einer Pfropfgestose

Th bei N-Retention und Hypertonie ggf. Schwangerschaftsabbruch

F 111 .. **TORCH-Infektionen**

Def Zusammenfassung einer Gruppe von Infektionen, die während der Schwangerschaft zu einer Fetalschädigung führen können

Err **TORCH:**
     - **T** *oxoplasma gondii*
     - **O** *thers:*   u.a. *Varizella-Zoster-Virus, Masern-Virus, Mumps-Virus, Coxsackie-Virus, Parvo-Virus, Treponema pallidum, Listerien*
     - **R** *öteln-Virus*
     - **C** *ytomegalie-Virus*
     - **H** *erpes-simplex-Virus*

Di Klinik, Ak-Nachweis (Nachweis einer Erstinfektion durch IgM-Ak)

Prg - i.d.R. gefährdet nur die Erstinfektion der Mutter das Kind.
     - je höher das Gestationsalter, desto geringer die Schädigung des Feten
     - eine Aussage über Wahrscheinlichkeit und Ausmaß der Fetalerkrankung ist nur selten möglich.
     - nur in sehr seltenen Fällen stellt die mütterliche Infektion eine Indikation zur Interruptio dar.

F 112 .. Röteln

Epi   Durchseuchung ca. 90%

Kli   Embryopathie: Beteiligung von Herz, Auge (Katarakt), Ohr (sog. Gregg-Trias), auch
       ZNS; Risiko nach 1.Trimenon nur noch sehr gering

Pro   - aktive Immunisierung im Kindesalter (Masern, Mumps, Röteln), Wochenbett
       - vor SS Röteln-Ak-Titer kontrollieren, Seronegative aktiv impfen,
         nach Impfung 3 Monate Konzeptionsschutz
       - Gabe von spezifischem Immunglobulin bei Exposition seronegativer Schwangerer
       - Infektion bis zur 12. SSW ist Indikation zur Interruptio

Toxoplasmose

Inf   - orale Infektion der Mutter durch Genuß von rohem Fleisch (Zysteninfektion) oder
         durch Aufnahme von verunreinigter Speise (Oozysten aus Katzenkot)
       - diaplazentare Inf des Feten erst nach der 16. SSW möglich, je höher das
         Gestationsalter, desto größer das Risiko einer fetalen Infektion

Kli   - mütterliche Erkrankung meist asymptomatisch
       - *Fetopathie: zerebrale Verkalkungen, Hydrozephalus, Chorioretinitis*

Th   - Pyrimethamin + Sulfonamid (Ind bei Erstinfektion in der SS)
       - vor der 16. SSW Spiramycin

F 113 .. Cytomegalie-Virus-Infektion

Epi   häufigste pränatale Infektion, ca. 1/1000 Neugeborene

Inf   Reinfektion und Reaktivierung möglich

Kli   - mütterliche Erkrankung meist asymptomatisch
       - Embryopathie: Mikrozephalie, Verkalkungen, Hydrozephalus, Chorioretinitis
         (nur bei ca. 10% der infizierten Feten)

Th   keine Prophylaxe oder Therapie

Syphilis

Inf   Erregerübertritt erst ab ca. 16. SSW möglich

Kli   - Totgeburt, Frühgeburt
       - *Lues connata: Koryza (= blutig-eitriger Schnupfen), Pemphigoid, Osteochondritis*
         Osteomyelitis, Anämie
       - Lues connata tarda: Symptome erst Jahre nach der Geburt

Th   hochdosiertes Penicillin

Ringelröteln (Parvovirus B 19)

Kli - Mutter: charakteristisches girlandenförmiges Exanthem, Arthralgien
- diaplazentare Infektion: Abort, intrauteriner Fruchttod oder Hydrops fetalis (durch Anämie), jedoch keine Embryopathie

F 114 . **Herpes-simplex-Infektion**

Inf peripartale Infektion im Geburtskanal bei aktivem Herpes genitalis der Mutter

Kli - HSV Sepsis
- ZNS-Beteiligung (hohe Letalität), häufig neurologische Schäden
- Primärinfektion mit Herpes genitalis kurz vor Geburtstermin ist Indikation zur primären Sectio caesarea.

Varizella-Zoster-Virus-Infektion

Epi Durchseuchung > 90%

Inf wenn mütterliches Exanthem 4 Tage vor bis 2 Tage nach der Geburt ausbricht, besteht die Gefahr einer schweren neonatalen Varizelleninfektion (bis dahin noch kein Schutz des Kindes durch mütterliche Antikörper).

Kli - häufig schwere neurologische Schäden, hohe Letalität
- Varizellenembryopathie sehr selten

Pro *Gabe von spezifischem Immunglobulin bei Varizellenkontakt seronegativer Schwangerer im 1. und 2. Trimenon und um den Geburtstermin*

F 115 .. **Impfungen in graviditate**

Cave - *aktive Impfung mit Lebendimpfstoff ist kontraindiziert.*
- *aktive Impfung mit Tot-Impfstoff, Subunit-Impfstoff oder Toxoid kann durchgeführt werden, vorsichtshalber jedoch erst im 2. Trimenon.*
- *passive Impfung (= Immunglobulin-Gabe) ist unbedenklich.*

Lebendimpfstoffe:
- kontraindiziert: Masern, Mumps, Röteln, Varizellen, Pocken, Tuberkulose
- unbedenklich: Poliomyelitis (Schluckimpfung = Sabin-Impfstoff); hier liegen ausreichende Erfahrungen vor, um eine Fruchtschädigung auszuschließen. Allerdings sollte die Schluckimpfung nicht im letzten SS-Monat durchgeführt werden, um eine Kontamination der Entbindungsstation mit dem Impfvirus zu vermeiden.
- nicht kontraindiziert bei Reisen in Endemiegebiete oder Kontakt: Gelbfieber, Typhus (oral)

Tot-, Subunit-Impfstoffe (oder Toxoide):
- unbedenklich: Poliomyelitis (Salk), Influenza, Tetanus
- nicht kontraindiziert bei Reisen in Endemiegebiete oder Kontakt: Hepatitis B, Tollwut, Zeckenenzephalitis (FSME), Diphterie, Cholera, Meningokokken, Pneumokokken

F 116 ·· Medikamente in graviditate

Cave   Anwendung von Medikamenten während der Schwangerschaft, insbesondere im 1. Trimenon, generell nur bei strenger Indikation!

Antibiotika
- kontraindiziert: Tetrazykline (Wachstumshemmung, Zahnverfärbung), Aminoglykoside (oto-, nephrotoxisch), Sulfonamide (bei peripartaler Gabe Hyperbilirubinämie), Chloramphenicol (Grey-Syndrom = Zyanose, Kreislaufkollaps), Gyrasehemmer, Antimykotika
- *unbedenklich: Penicilline, Cephalosporine, Erythromycin*

Analgetika
- kontraindiziert: Salicylate, andere Prostaglandinsynthesehemmer (hämorrhagische Diathese bei Mutter und Kind, vorzeitiger Verschluß des Ductus Botalli)
- nicht kontraindiziert: Paracetamol, Narkoanalgetika zur Akuttherapie und zur Geburtserleichterung, aber cave postpartale Atemdepression des Neugeborenen (Antidot: Naloxon)

orale Antidiabetika
- kontraindiziert, da im Tierversuch teratogen und plazentagängig ($\Rightarrow$ fetaler Hyperinsulinismus)
- immer Gabe von Insulin, auch um optimale Blutzuckereinstellung zu erreichen

F 117 ··

Antikoagulantien
- kontraindiziert: Cumarinderivate
- unbedenklich: Heparin, nicht plazentagängig

Kortikosteroide
- Sexualhormone: in hoher Dosierung evtl. virilisierende oder feminisierende Wi; *bei Schwangerschaften, die trotz hormonaler Kontrazeption entstanden sind, keine erhöhte Fehlbildungsrate*
- Glukokortikoide: evtl. erhöhtes Risiko für Gesichtsspaltenbildung und NNR-Insuffizienz, Gabe nur bei strenger Indikation in niedriger Dosierung

Antiepileptika
- Antiepileptika führen alle zu einer erhöhten Fehlbildungsrate, allerdings ist die Fehlbildungsrate auch bei unbehandelten Epileptikerinnen erhöht.
- charakteristische Fehlbildungssyndrome: geistige Retardierung und faziale Dysmorphie bei Phenytoin und Trimethadion, Spina bifida bei Valproinsäure
- die Antiepileptika-Einnahme ist jedoch keine generelle Ind zum SS-Abbruch

- bester Schutz von Mutter und Kind ist die Verhinderung epileptischer Anfälle
⇒ weiterbehandeln!

Lithium:
erhöhte Fehlbildungsrate, v.a. kardiovaskulär

F 118 •• ## Morbus haemolyticus fetalis

Def immunhämolytische Anämie des Feten durch mütterliche Antikörper gegen fetale
Blutgruppen-Antigene, häufig im Rhesussystem (Syn: fetale Erythroblastose)

Ät Blutgruppeninkompatibilität: z.b. Fetus Rh-positiv (v.a. D), Mutter rh-negativ

PPh Übertritt fetalen Blutes, v.a. bei Erstschwangerschaft
⇒ Immunisierung der Mutter gegen Rh-positives fetales Blut
⇒ Übertritt plazentagängiger Rhesus-Ak (Zweitschwangerschaft ⇒ Ak-Booster)
⇒ Hämolyse, hämolytische Anämie

Kli - fetale Anämie ⇒ Hydrops fetalis (general. Flüssigkeitseinlagerung) ⇒ Fruchttod
- postnataler Ikterus mit Risiko des zerebralen Kernikterus

Di Ak-Nachweis im mütterlichen Serum, Sono (Hydropszeichen), Bilirubinoide im
Fruchtwasser, Bestimmung der fetalen Blutgruppe und des Hkt durch NS-Punktion

Th - Bluttransfusion (sonographisch gesteuert in Nabelschnurgefäße oder
intraperitoneal)
- postpartal: Austauschtransfusion, Photo-Th (⇒ Bilirubin ↓)

Pro *Anti-D-Pro: bei rh-negativen Müttern Gabe von Anti-D-IgG (passive
Immunisierung)* in der 28. SSW, innerhalb 72h post partu, nach Abort, Interruptio,
Extrauteringrav., Amniozentese oder Blutung während SS, nach äußerer Wendung

F 119 •• ## Drohende Frühgeburt

Def *Geburtsbestrebungen nach Abschluß der 24. SSW, vor Abschluß der 37. SSW*

Epi Frühgeburtenfrequenz ca. 6%

Ät häufig Infektion des unteren Eipols

Err v.a. Streptokokken der Gruppe B, Chlamydien

Rif - sozial: niedriger Sozialstatus, psychischer und physischer Stress, ledige Mutter
- mütterlich: Infektionen, schwere Allgemeinerkrankungen, Rauchen,
Uterusfehlbildungen, Myome, Zervixinsuffizienz
- Z.n. Sterilitätsbehandlung, Frühgeburt, Abort, Interruptio, Totgeburt
- Schwangerschafts-Ko: Blutungen während der SS, Plazenta praevia, Mehrlings-SS,
Hydramnion, EPH-Gestose

Kli   *vorzeitige Wehentätigkeit, Zervixinsuffizienz, vorzeitiger Blasensprung*

Di   - CTG (Beachte Kontraktionen)
      - Spekulumeinstellung, palpatorische vaginale Untersuchung (bakt. Abstrich)
      - Sono (Beachte Fehlbildungshinweise, zeitgerechte Entwicklung, Lage, Zervixlänge)
      - Lab: Entzündungsparameter, Urinsediment (evtl. Harnwegsinfekt)

F 120 ••
Th   - **bei vermehrten Kontraktionen, Zervix-Verkürzung:** Schonung, Mg-Substitution

      - **bei regelmäßigen Kontraktionen und beginnender Muttermundsöffnung:**
        stationäre Aufnahme, Bettruhe; i.v. Tokolyse (Fenoterol =
        B_2-Mimetikum), Förderung der kindlichen Lungenreife durch
        Glukokortikoidgabe an die Mutter, antibiotische Th bei
        Infektionszeichen oder Nachweis pathogener Keime; evtl.
        Muttermundsverschluß durch Cerclage (umstritten, da evtl.
        Auslösung einer Chorioamnionitis oder eines Blasensprungs)   Cerclage n.
                                                                       McDonald

      - **bei unaufhaltsamer Frühgeburt:** rechtzeitige Verlegung in Perinatalzentrum;
        bei Schädellage und raschem Geburtsverlauf $\Rightarrow$ spiegelassistierte Spontangeburt;
        bei Nicht-Schädellage, protrahierter Geburt, suspektem CTG $\Rightarrow$ Sectio

Ko   - **Frühmorbidität** der Frühgeborenen: *Atemnotsyndrom (RDS), intrazerebr. Blutung,
        Infektion, persistierender Ductus arteriosus, nekrotisierende Enterokolitis (NEC)*
      - **Spätmorbidität:** *bronchopulmonale Dysplasie* (gestörte Oxygenierung, gehäuft
        Infektionen), *retrolentale Fibroplasie* (Sehstörungen bis zur Blindheit),
        neuromotorische und geistige Behinderungen unterschiedlicher Ausprägung

Prg   - Lebensfähigkeit des Kindes gilt mit Abschluß der 25. SSW als erreicht.
      - Morbidität ↑↑ bei postpartaler Verlegung der Kindes $\Rightarrow$ Verlegung in utero
      - Frühgeborenen-Mort. in 25.SSW 20%, Behinderung bei 30-60% der Überlebenden

F 121 ••   # Vorzeitiger Blasensprung

Def   Fruchtwasserabgang vor Einsetzen der Wehentätigkeit

Epi   - 16% aller Geburten
       - 1/3 aller vorzeitigen Blasensprünge in der Frühgeburtsperiode

Di   - Spekulumeinstellung: Fruchtwasserabgang, Lackmusprobe (Fruchtwasser ist
         alkalisch und verfärbt deshalb Lackmuspapier von rot nach blau)
       - bakteriologischer Vaginalabstrich
       - Sono: Fruchtwassermenge ↓

Ko   Amnioninfektions-Syndrom: bei Infektionszeichen (*CRP-Anstieg, Leukozytose,
       Fieber, riechendes Fruchtwasser, unaufhaltsame Wehentätigkeit, kindliche
       Tachykardie*) erhöhtes Risiko für Mutter (Wochenbettfieber) und Kind
       (Atemnotsyndrom, Sepsis) $\Rightarrow$ Entbindung anstreben

Th - > 37. SSW ⇒ Geburt anstreben
- < 36. SSW ⇒ abwartendes Verhalten, stationäre Aufnahme, strenge Bettruhe
  Induktion der kindlichen Lungenreife (Glukokortikoide), engmaschige Kontrolle
  der Entzündungsparameter, ggf. Tokolyse, antibiotische Therapie
- 36.-37. SSW: je nach Klinik unterschiedliches Vorgehen, ein aktives
  Vorgehen ist jedoch im allgemeinen vorzuziehen

F 122 .. **Plazentainsuffizienz**

Def Störung der hormonalen und nutritiven Funktion der Plazenta

Ät - *EPH-Gestose, Hypertonie, Diabetes mellitus*
- *Rauchen*
- *Übertragung (s. dort)*
- *Mehrlingsschwangerschaft*
- *Uterusfehlbildung, Myom*

Kli - mangelnde Größenzunahme des Uterus (Fundusstand)
- verzögertes kindliches Wachstum (intrauterine Mangelentwicklung, s. dort),
  Bauchumfang mehr betroffen als Kopf, Beginn meist im 3 Trimenon

Ko Übergang einer chronischen Insuffizienz in eine akute Insuffizienz
⇒ kindliche Asphyxie; Warnsignal: abnehmende Kindsbewegungen

Di Kli (Symphysen-Fundus-Stand), CTG, Wehenbelastungstest, Sono (Fetometrie,
Fruchtwasser ↓), Doppler-Sono (Widerstand der uterinen und fetalen Gefäße ↑)

Th - körperliche Schonung, Bettruhe
- engmaschige Kontrolle (Sono, CTG, evtl. Doppler), ggf. stationär
- evtl. Lungenreifeinduktion mit Glukokortikoiden
- bei Wachstumsstillstand oder drohender Asphyxie: vorzeitige Entbindung
  (großzügige Sectio-Ind)

F 123 . **Intrauterine Mangelentwicklung**

Def Geburtsgewicht < 10., < 5. oder < 3. Perzentile der Normkurve für das betreffende
Gestationsalter (unterschiedliche Definitionen)

Syn - *SGA = small for gestational age*
- *IUGR = intrauterine growth retardation*
- *fetale Retardierung*
- *intrauterine Dystrophie etc.*

Ät - Plazentainsuffizienz
- kongenitale Fehlbildung
- evtl. mit Chromosomenaberration (Trisomie 13, 18, Triploidie)
- intrauterine Infektion
- kleine Eltern

Th   ggf. Th der Grunderkrankung (z.B. der Plazentainsuffizienz)

F 124 ■ Übertragung

Def   Verlängerung der SS über die 42. SSW p.m.

Ko   Plazentainsuffizienz ⇒ *Risiko eines intrauterinen Fruchttodes und einer intrapartalen kindlichen Asphyxie*

Di   **exakte Kenntnis des Gestationsalters durch:**
- Ultraschallbefunde aus dem 1. Trimenon (zuverlässigste Methode!)
- exakte Zyklusanamnese (Stärke und Dauer der letzten Periode)
- Datum des ersten positiven Schwangerschaftstests
- evtl. Konzeptionszeitpunkt

Di der Plazentainsuffizienz:
- Anamnese der Kindsbewegungen
- Sono (Fruchtwassermenge)
- CTG, Wehenbelastungstest
- Amnioskopie (grünes Fruchtwasser bei drohender Asphyxie)
- Östriol, HPL i.S. und DHEA-S-Belastungstest (heute selten angewandt)

Th   Geburtseinleitung bei V.a Plazentainsuffizienz:
- bei geburtsbereitem vaginalem Befund Oxytocin per infusionem und Amniotomie (intrumentelle Eröffnung der Fruchtblase)
- bei unreifem Befund zunächst intrazervikale Instillation von Prostaglandingel

F 125 ■■ Vorzeitige Plazentalösung

Def   prä- oder intrapartale Ablösung der Plazenta vor der eigentlichen Nachgeburtsphase der Geburt

Ät   Gestose, selten Trauma, meist jedoch unklar
Epi   Häu ↑ bei Vielgebärenden und älteren Schwangeren

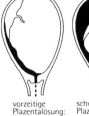

Kli
- *Randsinusblutung: leichte, kontinuierliche, dunkle Blutung* ohne Schmerzen
- *mittelschwere Ablösung: keine bis mäßig starke, äußere, dunkle Blutung*, evtl. plötzliche Schmerzen, Uterustonus ↑, Abwehrspannung, Verbrauchskoagulopathie, Kind bedroht!
- *schwere Ablösung: keine bis starke äußere, dunkle Blutung*, Uterustonus ↑↑, Abwehrspannung, evtl. Schock, Verbrauchskoagulopathie, Kind oft bereits tot

vorzeitige Plazentalösung: Randblutung

schwere vorzeitige Plazentalösung

Di   Kli, Palpation, Sono (Hämatom, Herzaktion des Kindes), Lab, CTG (cave: Blutung nicht immer nach außen, evtl. ausschließlich nach retroplazentar!)

DD   Uterusruptur

Th   - bei leichter Blutung und unreifem Kind: Zuwarten, engmaschige Kontrolle
      - bei starker Blutung und mütterlicher/kindlicher Gefährdung: bei lebendem und
        lebensfähigem Kind Sectio, sonst vaginale Geburt, ggf. Sectio aus mütterlicher Ind
      - Gerinnungsparameter kontrollieren, ggf. Schocktherapie

F 126 **..** ## Plazenta praevia

Def   tiefe Insertion der Plazenta mit Verlegung des Geburtsweges (= prae-via)

Form - *Placenta praevia marginalis*: Plazenta reicht bis an inneren MM
      - *Placenta praevia partialis*: Plazenta überragt inneren MM teilweise
      - *Placenta praevia totalis*: Plazenta überragt inneren MM vollständig

Epi   1 : 200 Geburten

PPh   starke Ausdehnung des unteren Uterinsegments
      ⇒ Abscherung von Plazentateilen ⇒ Blutung

Kli   schmerzlose, hellrote Blutung (mütterliches Blut),
      evtl. plötzlich und in lebensbedrohender Stärke
      einsetzend

Placenta praevia partialis

Placenta praevia totalis

Ko   Mutter: Volumenmangelschock; Kind: plazentare Austauschfläche ↓, evtl. Asphyxie

Di   Sono (innerer Muttermund), Spekulumuntersuchung
      (Blutungsquelle)

Cave keine vaginale Untersuchung, keine rektale Untersuchung!

DD   Blutung durch Ektopie (= Zervixschleimhaut auf Portio), Zervixpolyp,
      Karzinom, Varizen, vorzeitige Plazentalösung, Uterusruptur

Zervixpolyp

F 127 **..**

Th   - starke Blutung: Schock-Th, sofortige Sectio aus mütterlicher Ind
      - mäßig starke Blutung: bei unreifem Kind Versuch des Zuwartens unter Bettruhe,
        Förderung der kindlichen Lungenreifung durch Glukokortikoidgabe (RDS-Pro),
        evtl. Tokolyse, engmaschiger kindlicher Überwachung durch CTG
      - keine Blutung: nach Abschluß der 37. SSW primäre Sectio bei Plazenta praevia
        totalis und partialis

Prg   - *kindliche Mortalität ca. 5%, mütterliche Mortalität ca. 1%*
      - hohes Atonierisiko ⇒ Blutung häufig nur durch Hysterektomie beherrschbar

Intrauteriner Fruchttod

Def intrauterines Absterben des Fetus in der zweiten Schwangerschaftshälfte

Ät **Plazentainsuffizienz**, Nabelschnur-Ko (echter Knoten, Strangulation), vorzeitige Plazentalösung, Morbus haemolyticus, Diabetes mellitus, Fehlbildung, Infektion

Kli Fehlen der Kindsbewegungen; bei längerer Retention des Fetus Gerinnungsstrg.

Di Sono: keine Herzaktionen

Th Geburtseinleitung (Oxytocin, Prostaglandine), ggf. Th der Gerinnungsstörungen

F 128 . ## Mehrlingsschwangerschaft

Eint - eineiige Zwillinge = monozygote (ca. 1/3): je nach Zeitpunkt der Trennung diamnial-dichorial, diamnial-monochorial oder monoamnial-monochorial (selten)
- zweieiige Zwillinge = dizygote (ca. 2/3): immer diamniotisch-dichorial

Epi - *Zwillinge 1 : 85, Drillinge 1 : 85² = 1 : 7225, Vierlinge 1 : 85³, Fünflinge 1 : 85⁴* (Hellin-Hypothese)
- familiäre Häufung zweieiiger Zwillinge
- Zunahme durch Sterilitätstherapie, d.h. Ovulationsinduktion und IVF

Di Sono, Palpation

Ko - Frühgeburtlichkeit ↑↑, Plazentainsuffizienz ↑↑
- intrauteriner Fruchttod ↑: stark erhöhtes Risiko im 2. und 3. Trimenon bei monochorialer Mehrlingsschwangerschaft, da durch Gefäßverbindungen zwischen beiden fetalen Kreisläufen ein fetofetales Transfusionssyndrom entstehen kann, mit Hydramnion des einen und Oligohydramnion und Wachstumsstillstand des anderen Feten.
- Fehlbildungsrate ↑ (v.a. bei monochorialen), Abortrate ↑
- Hyperemesis, Präeklampsie, Anämie, respirator. und kardiovaskuläre Beschwerden

Pro engmaschige Schwangerschaftskontrolle (v.a. Sono und CTG), frühzeitige körperliche Schonung, großzügige Hospitalisierung

LERNLISTE, SCHWANGERSCHAFTSSTÖRUNGEN

Abort, Def, Syn, Eint, Epi, Ät, Kli, Di, DD, Üs Form - Kennzeichen, Th
Extrauteringravidität (EUG), Epi, Lok, Ät, Kli, Di, Th, Prg
Trophoblasterkrankungen, Üs Form - Kennzeichen, Epi, Kli, Di, Th, Prg
Hyperemesis gravidarum, Def, Epi, Ät, Kli, Lab, Th
Hypertensive Erkrankungen der Schwangerschaft, Üs Erkrankung -
Kennzeichen, Epi, Ät, Rif, PPh, Pat, Kli, Ko, Lab, Di, Th, Cave
Schwangerschaft und Diabetes mellitus, Risiken für die Mutter, Risiken für das
Kind, Th, Prg
Gestationsdiabetes, Def, Ät, Rif, Di, Th, Prg
Ikterus in graviditate, Ät
intrahepatische Schwangerschaftscholestase, Epi, Kli, Th, Prg
Herzinsuffizienz in graviditate, Def, Ko, Th
Phlebothrombose in graviditate, Def, Lok, Ko, Th
Eisenmangelanämie in graviditate, Def, Epi, Ko, Th
Appendizitis in graviditate, Epi, Kli, Ko, Th
Akute Pyelonephritis in graviditate, Epi, PPh, Kli, Ko, Di, Err, Th
Niereninsuffizienz in graviditate, Def, Ko, Th
TORCH-Infektionen, Def, Err, Di, Prg
Röteln, Epi, Kli, Pro
Toxoplasmose, Inf, Kli, Th
Cytomegalie-Virus-Infektion, Epi, Inf, Kli, Th
Syphilis, Inf, Kli, Th
Ringelröteln, Kli
Herpes-simplex-Infektion, Inf, Kli
Varizella-Zoster-Virus-Infektion, Epi, Inf, Kli, Pro
Impfungen in graviditate, Cave, Lebendimpfstoffe, Tot-, Subunit-Impfstoffe
Medikamente in graviditate, Cave, Antibiotika, Analgetika, orale Antidiabetika,
Antikoagulantien, Kortikosteroide, Antiepileptika, Lithium
Morbus haemolyticus fetalis, Def, Ät, PPh, Kli, Di, Th, Pro
Drohende Frühgeburt, Def, Epi, Ät, Err, Rif, Kli, Di, Th, Ko, Prg
Vorzeitiger Blasensprung, Def, Epi, Di, Ko, Th
Plazentainsuffizienz, Def, Ät, Kli, Ko, Di, Th
Intrauterine Mangelentwicklung, Def, Syn, Ät, Th
Übertragung, Def, Ko, Di, Th
Vorzeitige Plazentalösung, Def, Ät, Epi, Kli, Di, DD, Th
Plazenta praevia; Def, Form, Epi, PPh, Kli, Ko, Di, Cave, DD, Th, Prg
intrauteriner Fruchttod, Def, Ät, Kli, Di, Th
Mehrlingsschwangerschaft, Eint, Epi, Di, Ko, Pro

FRAGEN, SCHWANGERSCHAFTSSTÖRUNGEN

97.) Beschreiben Sie die klinische Symptomatik eines Aborts, an welche Differentialdiagnosen denken Sie und welches Untersuchungsverfahren bestätigt Ihren Verdacht? (5)

98.) Was ist ein Abortus imminens, wie äußert sich dieser sonografisch und was veranlassen Sie nach Diagnosestellung? (5)

99.) Wann kommt es zu einem Tubarabort, wann zu einer Tubarruptur und zu welchen Blutungen führen diese Formen der Extrauteringravidität? (5)

100.) Wie unterscheidet sich die Therapie einer nicht-invasiven Blasenmole von der einer invasiven Blasenmole? (2)

101.) Was ist eine Emesis gravidarum, wie häufig und wann tritt sie auf? (3)

102.) Was ist eine EPH-Gestose und welche Begriffe werden dafür synonym verwendet? (6)

103.) Welche Symptome gehen einer Eklampsie bzw. einem HELLP-Syndrom oft voraus? (6)

104.) Wann ist bei einer bestehenden hypertensiven Erkrankung in der Schwangerschaft eine sofortige Entbindung indiziert? (4)

105.) Wie verhält sich der Insulinbedarf der Mutter während der Schwangerschaft? (3)

106.) Was ist ein Gestationsdiabetes und welche Prognose hat er? (2)

107.) Nennen Sie die häufigste und die zweithäufigste Ursache eines Ikterus, der während der Schwangerschaft auftritt. (2)

108.) Nennen Sie die häufigste und die zweithäufigste Ursache eines Ikterus, der während der Schwangerschaft auftritt. (2)

109.) Wie behandeln Sie eine Patientin mit einer während der Schwangerschaft aufgetretenen Eisenmangelanämie? (2)

110.) Wie behandeln Sie eine Patientin mit einer während der Schwangerschaft aufgetretenen Eisenmangelanämie? (2)

111.) Welche Erreger können zu einer sog. TORCH-Infektion führen? (10)

112.) Beschreiben Sie die Embryopathie, die durch eine Toxoplasmoseinfektion ausgelöst werden kann. (3)

113.) Beschreiben Sie das klinische Bild einer Lues connata. (5)

114.) Beschreiben Sie das klinische Bild einer Lues connata. (5)

115.) Welche Formen von Impfungen dürfen bzw. dürfen nicht während der Schwangerschaft durchgeführt werden? (5)

116.) Welche Antibiotika werden für eine Therapie während der Schwangerschaft als unbedenklich eingestuft? (4)

117.) Was ist bei einer Schwangerschaft, die trotz Einnahme eines hormonalen Kontrazeptivums entstanden ist, zu befürchten? (1)

118.) Wie kann einem Morbus haemolyticus fetalis vorgebeugt werden? (1)

119.) Was ist eine Frühgeburt und wie äußert sich diese? (6)

120.) Welche Komplikationen drohen bei einer Frühgeburt? (8)

121.) Wie äußert sich eine Amnioninfektion? (6)

122.) Welche Ursachen einer Plazentainsuffizienz kennen Sie? (8)

123.) Welche Begriffe werden für die intrauterine Mangelentwicklung synonym verwendet? (4)

124.) Welche Risiken bestehen bei einer Plazentainsuffizienz? (2)

125.) Unterscheiden Sie drei verschiedene Formen der vorzeitigen Plazentalösung und charakterisieren Sie kurz die dabei auftretende Blutung. (9)

126.) Erläutern Sie die Begriffe Placenta praevia marginalis, partialis und totalis. (3)

127.) Wie hoch ist die Mortalität des Kindes und der Mutter bei einer Plazenta praevia? (2)

128.) Wie häufig sind Zwillings-, Drillings-, und Vierlingsschwangerschaften? (3)

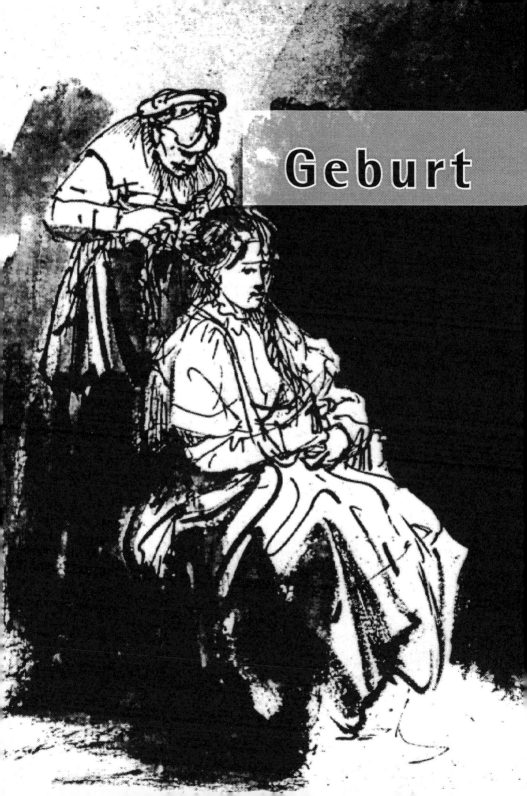

Geburt

Rembrandt (1606 - 1669)
Junge Frau bei der Toilette

Geburt

GEBURT

F 129 •• **Geburtsmechanik**

Allg   biomechanisch wird die Geburt bestimmt durch die Anpassungen des längsovalen kindlichen Kopfes (und der "querovalen" kindlichen Schultern) an die ovalen Geburtskanalquerschnitte des mütterlichen Beckens durch Drehungen, sowie die Anpassung der Längsachse des Kindes an den gekrümmten Geburtskanal durch Beugung und Streckung.

Anat   - Divergenzebene: Beckeneingang (BE), Beckenmitte (BM), Beckenboden (BB)
- Parallelebenen:
obere Schoßfugenrandebene (-8cm),
untere Schoßfugenrandebene (-4cm),
Interspinalebene (+/-0cm, ~BM),
Beckenboden (+4cm)

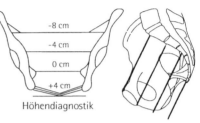

Höhendiagnostik

- Querschnittsformen: BE queroval, Interspinalebene fast kreisförmig, Beckenausgang längsoval (vorn begrenzt durch Schambogen, hinten durch Steißbein/Kreuzbein, seitlich muskuläre Strukturen)
- Kopf des Kindes
- *Leitstelle: tiefster Punkt des vorangehenden Kindsteiles* (bei normaler Geburt aus vorderer Hinterhauptslage, Leitstelle kl. Fontanelle)

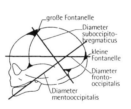

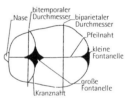

F 130 ••

Abl   **normaler Ablauf der Geburt** (aus vorderer Hinterhauptslage, vHHL):
- Eintritt des längsovalen Kopfes in das querovale Becken ⇒ Kopf steht queroval, Pfeilnaht quer (vaginale Palpation!)
- Tiefertreten unter Beugung und gleichzeitiger Drehung des Hinterhaupts nach vorne (symphysenwärts) ⇒ Pfeilnaht schräg, kleine Fontanelle führt;
auf Höhe des längsovalen Beckenbodens Abschluß der Drehung
⇒ *Kopf längsoval, Pfeilnaht gerade, Hinterhaupt vorne*
- Deflexion des Kopfes am Beckenausgang, Austritt des Kopfes
- Drehung des Kopfes ⇒ Durchtritt der querovalen Schultern und des Körpers;
Gesicht nach rechts gerichtet, Rücken nach links = I. vHHL-Stellung;
Gesicht nach links gerichtet, Rücken nach rechts = II. vHHL-Stellung

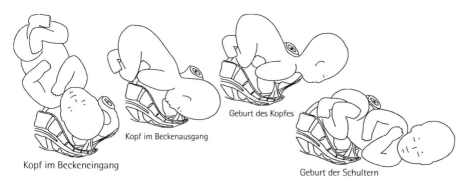

Kopf im Beckeneingang

Kopf im Beckenausgang

Geburt des Kopfes

Geburt der Schultern

Wehen

Def Kontraktionen der Uterusmuskulatur ausgehend vom sog. Ruhe- oder Basistonus

Allg Voraussetzung für Muttermundsöffnung und
Austreibung des Kindes sind ausreichend
rhythmische Uteruskontraktionen, in der
Austreibungsphase durch Bauchpresse ergänzt.
Wesentlich außerdem Dehnungswiderstand
der weiblichen Geburtswege (Zervix, Vagina,
Beckenboden) bzw. Entspannung der
Beckenbodenmuskulatur

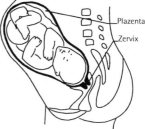

Plazenta

Zervix

SS vor Beginn der Wehen

Eint - Schwangerschaftswehen: schmerzlose
Uteruskontraktionen im Sinne einer Verhärtung
- Senkwehen und Vorwehen: *Wehen in den letzten 4 Wo vor der Geburt,
gelegentlich schmerzhaft, unregelmäßig* (cave: Frühgeburtlichkeit,
Befundkontrolle), führen zum Tiefertreten des kindlichen Kopfes
$\Rightarrow$ Fundusstand 4 Wochen vor Termin am höchsten (Rippenbogen)
- Geburtswehen: Wehen zur Geburt des Kindes (s. unten)
- Nachgeburtswehen: Wehen zur Abstoßung und Ausstoßung der Plazenta
- Nachwehen: als schmerzhaft empfundene Uteruskontraktionen zur Blutstillung
und Involution (meist ab 2. Kind)

▪ # Geburtswehen

Phy - **Ablauf**: Anstieg - Plateau - Abnahme; Dauer insgesamt ca. 20-60s; wehenfreies
Intervall zuerst 5-10 min, später ca. 2min; Häufigkeit und Intensität ↑↑
- Voraussetzung für geburtsmechanische Effektivität ist eine korrekte Verteilung
und ein korrektes Zusammenspiel der kontraktilen Elemente des Uterus:
1.) Kontraktionsbeginn im Fundusbereich, Ausbreitung zervixwärts
2.) maximale Kontraktionsstärke im Fundusbereich, Abnahme zervixwärts
3.) Kontraktionsdauer Fundus > untere Uterinsegmente
$\Rightarrow$ Retraktion der oberen und Distraktion der unteren Anteile
- Eröffnungswehen 5-20/h, fundale Dominanz, rhythmische Presswehen 5/10min
mit > 100mmHg

Kli   zunächst als schmerzhaftes Ziehen von Rücken ausgehend nach vorne strahlend, später zunehmend als Schmerzen im Uterusbereich

Geburtsschmerz

Phy
- Geburtsschmerz sehr uneinheitlich, individuell geprägt, nicht obligatorisch
- somatische Anteile: Schmerzreiz durch Dehnung der Zervix während der Eröffnungsperiode (Projektion Th 8-10), der Vagina und des Dammes während der Austreibungsperiode (Plexus lumbosacralis)
- psychische Anteile: Erwartungsängste, Überforderungsängste, Rollenängste; Unkenntnis, Ungewißheit ⇒ Angst ⇒ Verspannung ⇒ Schmerzempfinden ↑

F 133 ■ ## Kindslage

Def   Position der Frucht in der Gebärmutter

Üs

Kriterium	Def	Form
Lage	*Beziehung der Längsachse des Kindes zur Längsachse des Uterus*	Längslage/Geradlage (Kopflage, 96%, oder Beckenendlage, 3%), Schräglage, Querlage (1%)
Stellung	*Beziehung des kindlichen Rückens zur Uteruswand*	Ia = Rücken linksvorne, Ib = Rücken linkshinten, IIa = Rücken rechtsvorne, IIb = Rücken rechtshinten
Haltung	*Beziehung von kindlichem Kopf und Extremitäten zum eigenen Rumpf*	Flexion (Kopfbeugehaltung), Deflexion
Einstellung	*Beziehung von vorangehendem Kindsteil zum Geburtskanal*	bei Kopflage: Hinterhauptslage (HHL), Vorderhaupts-, Stirn-, Gesichts-, Kinnlage; bei Beckenendlage: Steiß-, Steißfuß-, Knie-, Fußlage (s. dort); bei Querlage: Schulterlage

Di   vaginale Palpation der kindlichen Fontanellen (große und kleine) und der Pfeilnaht (PN), Leopold-Handgriffe

F 134 ■■

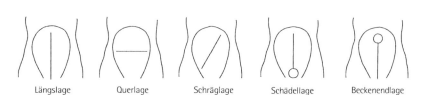

| Längslage | Querlage | Schräglage | Schädellage | Beckenendlage |

LEITUNG UND ÜBERWACHUNG DER GEBURT

Intrapartale Überwachung des Fetus

Form | *Cardiotokogramm* (Herzfrequenz und Wehentätigkeit), *Fruchtwasserbeurteilung* (Farbe, Geruch), *Fetalblutanalyse* (Mikroblutuntersuchung = MBU), *Sono, OCTG* (= Oxykardiotokographie, Kopfschwartenelektrode zur internen Cardiotokogr. mit gleichzeitiger Bestimmung d. fet. O_2-Sättigung = Pulsoxymetrie)

Fruchtwasserbeurteilung

Form | - indirekt: Amnioskopie bei stehender Fruchtblase, d.h. Betrachtung des unteren Eipols und des Vorwassers durch ein beleuchtetes Röhrenspekulum
- direkt, nach Blasensprung, z.b. klar mit Vernixflocken (Käseschmiere), blutig oder grünlich (Mekoniumabgang als Hinweis auf passageren fetalen Stress und Hypoxie, Risikogeburt!)

Cave | Mekoniumaspiration ⇒ schwere pulmonale Schäden, hohe Letalität

F 135 ·· | ## Cardiotokogramm (CTG)

Def | *gleichzeitige Registrierung von fetaler Herzfrequenz (**normal** 120 - 160/min) und mütterlicher Wehentätigkeit*

Ziel | *Beurteilung des fetalen Zustands durch Feststellung fetaler Herztonalterationen*

Form | - externe Ableitung über Dopplerschallkopf; Nachteil Bewegungsartefakte
- interne Ableitung über Kopfschwartenelektrode; Vor: offene Fruchtblase, > 36. SSW; Nachteile: Verletzungs- und Infektionsgefahr

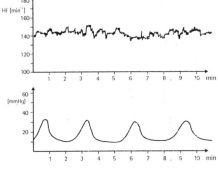

normales CTG (hier: HF 140/min, 4 Wehen/10 min)

F 136 ••

Fetale Herztonalterationen

kurzfristige Frequenzveränderungen (Oszillationen, Fluktuationen): wehenunabhängige Schwankungen der fetalen Herzfrequenz, normale Bandbreite 10-25 Schläge/min; geringere Oszillationsbreite, wenn Kind schläft (Normalisierung nach Weckversuch) oder medikamentös (Tranquilizer, Opiate), auch bei Hypoxie; bei längerdauerndem Oszillationsverlust ⟹ MBU, ggf. Sectio

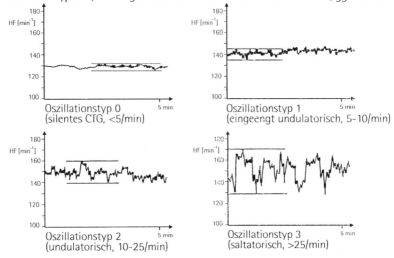

Oszillationstyp 0　5 min
(silentes CTG, <5/min)

Oszillationstyp 1　5 min
(eingeengt undulatorisch, 5-10/min)

Oszillationstyp 2　5 min
(undulatorisch, 10-25/min)

Oszillationstyp 3　5 min
(saltatorisch, >25/min)

F 137 ••

mittelfristige Frequenzveränderungen:
- Akzeleration: kurz-dauernde physiologische Erhöhung der Herzfrequenz bei Kindsbewegung, vaginaler Untersuchung, Amniotomie; bei Ausbleiben Verlust der Regulationsfähigkeit, kindl. Gefährdung ⟹ MBU
- Dezeleration: kurz-dauernde Verlangsamung der Herzfrequenz; frühe Dezelerationen (wehensynchron), geburtsmechanisch bedingt, Prg günstig; variable Dezelerationen: Beginn, Dauer und Intensität schwankend, z.B. bei Nabelschnurkomplikationen ⟹ MBU; *späte Dezelerationen: nach Wehe verzögert einsetzende Dezeleration, bei Hypoxie* (Kind akut gefährdet); MBU, ggf. Sectio

längerfristige Frequenzveränderungen:
- leichte Tachykardie (160-180/min) bei äußeren Reizen, Fieber der Mutter und medikamentös (Fenoterol) ⟹ engmaschige Kontrolle (Lab), zügige Entbindung
- schwere Tachykardie (> 180/min) bei fetaler Hypoxie, Amnioinfektionssyndrom, Volumenmangel durch partielle Plazentalösung ⟹ rasche Diagnostik (Lab, Temperatur der Mutter, Fetalblutanalyse = MBU), zügige Entbindung, ggf. Sectio
- Bradykardie bei Vena-cava-Syndrom, Dauerkontraktion, Uterushyperaktivität, fetaler Hypoxie, ZNS-Fehlbildungen, Herzfehler; leichte Bradykardie (100-120/min) ⟹ engmaschige Kontrolle, Lagewechsel, Änderung der Atemtechnik, Fetalblutanalyse; schwere Bradykardie (< 100/min) ⟹ intrauterine Reanimation (Notfalltokolyse), ggf. Sectio

F 138 ∎∎

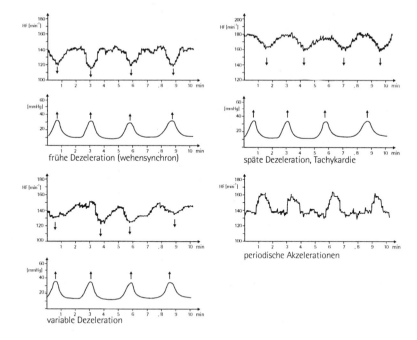

früe Dezeleration (wehensynchron)

späte Dezeleration, Tachykardie

variable Dezeleration

periodische Akzelerationen

F 139 ∎ **Fetalblutanalyse**

Syn   Mikroblutuntersuchung, MBU

Ind   fetale Hypoxie

Technik   *nach Blasensprung Stichinzision in die kindliche Kopfhaut,*
Aufnahme eines Bluttropfens mit Spezialkapillare,
Bestimmung der Blutgase, des Säure-Basen-Status und des pH-Werts

Beurteilung	pH-Wert	Konsequenz
normaler pH	7,3	-
Präazidose	7,24 - 7,20	Kontrolle
leichte Azidose	7,19 - 7.15	rasche Entbindung
mittelgradige Azidose	7,14 - 7,10	ggf. intrauterine Reanimation, sofortige Geburtsbeendigung
fortgeschrittene Azidose	7,09 - 7,00	
schwere Azidose	< 6,99	

- Vorteil: objektive, direkte Zustandsanalyse des Feten
- Nachteil: diskontinuierliche, invasive Überwachungsmethode

Cave   nichthypoxiebedingte Azidose bei großer Kopfgeschwulst (periphere Stase) oder
bei maternogener metabolischer Azidtätssteigerung

F 140 ▪ **Geburtsbeginn**

Allg　nur 2-4% entbinden am errechneten Geburtstermin, 66% +/- 10d

Kli　- Abgang von blutigem Schleim (Zeichnungsblutung)
　　- regelmäßige schmerzhafte Wehentätigkeit
　　- evtl. Blasensprung (Entbindung rasch anstreben, Infektionsgefahr)

Di　- Anamnese: vorangegangene Graviditäten, (Verlauf, Geburt, Komplikationen), jetzige SS-Dauer, Erkrankungen, Wehentätigkeit, Blasensprung
　　- vaginale Untersuchung (Zervix-Score n. Bishop):

	0	1	2	3
Portiolänge (cm)	2	1	0,5	0
Portiokonsistenz	derb	mittel	weich	-
Portiostellung	sakral	mediosakral	zentriert	-
MM-Weite (cm)	0	1	2	3
Höhe der Leitstelle	oberer SFR	unterer SFR		

　　- Sono (Kindslage, geschätztes Gewicht der Frucht, Lok der Plazenta)
　　- CTG (Wehentätigkeit, kindliches Befinden)
　　- RR, Temperatur, Lab (Leukos, CRP bei Fieber und/oder Blasensprung)
　　- evtl. Amnioskopie (bei Terminüberschreitung und stehender Fruchtblase)

F 141 ▪ **Eröffnungsperiode**

Def　Phase des Geburtsverlaufs von der ersten Geburtswehe bis zur vollständigen Muttermundsöffnung (ca. 10 cm)

Phy　- Dauer bei Erstgebärender (Erstpara) ca. 10h, bei Multiparae < 6h
　　- regelmäßige Wehentätigkeit, Distraktion der Zervix, Vorwölbung der Fruchtblase, bei Effektivität vollständige Muttermundsöffnung, Blasensprung typischerweise kurz vor Austreibung (sehr variabel)
　　- *psychisch 3 Phasen: zunächst Freude ("heute endlich Tag der Geburt"), dann ernst ("sehr schmerzhaft"), kurz vor Austreibung Selbstzweifel ("ich kann nicht mehr")*

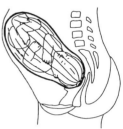

nicht-dilatierte Zervix

　　Maßnahmen:
　　- Überwachung von Mutter und Kind: CTG (zukünftig evtl. OCTG), vaginale Untersuchungen, Labor
　　- Steuerung der Wehentätigkeit (verstärken oder abschwächen)

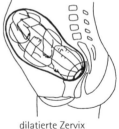

dilatierte Zervix

- unterstützend: Einlauf, Bad, Atemtechnik, Lagerungen
(z.b. Ball, Seil, Gebärhocker), ggf. Spasmolytika, Analgetika,
Anaesthesie, psychische Betreuung, Hebamme, Arzt^

F 142 •• **Austreibungsperiode**

Def Phase des Geburtsverlaufs von vollständiger MM-Öffnung bis zur Geburt

Phy - Dauer ca. 30-40min bei Erstpara, < 30min bei Multipara
- Kopf tritt tiefer unter weiterer Rotation und Beugung bis Pfeilnaht gerade
(sog. Einschneiden; durch Lagerung beeinflußbar) ⇒ Patientin auf die Seite
lagern, wo kleine Fontanelle tastbar ist.
- zunehmender Pressdrang (Unterstützung durch Bauchpresse aber erst sinnvoll,
wenn Kopf auf Höhe BB)
- die letzte Phase der Austreibungsperiode ist die sog. Pressperiode (PP)
- Durchtreten des Kopfes durch den Damm (sog. Durchschneiden)
- Entwicklung der Schulter und Geburt des Kindskörpers durch "Ausrotieren" des
Kopfes

ärztliche Maßnahmen:
- *Amniotomie: intrumentelle Eröffnung der
Fruchtblase, falls kein spontaner Blasensprung;
meist Verstärkung der Wehentätigkeit*
- Episiotomie (= Dammschnitt)
- Erstversorgung des Kindes

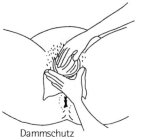

Maßnahmen der Hebamme: Dammschutz,
Herausleiten des Kindes nach Episiotomie, Abnabeln   Dammschutz

F 143 •• **Episiotomie (Dammschnitt)**

Ziel - *Entlastung des Dammes und Schutz des Beckenbodens durch Vermeidung von
Überdehnung und Zerreißung der tiefen Beckenbodenmuskulatur*
- *Verhinderung intrakranieller Druckschwankungen des Kindes*

Ind drohender Damm-, bzw. Vaginalriß, Z.n vorangegangenem, kompliziertem
Dammriß (Grad III-IV), Abkürzung der Pressperiode bei fetaler Hypoxie,
vaginal-operative Entbindung (Zange, Vakuum), grünes Fruchtwasser,
Frühgeburtlichkeit, Lageanomalien, v.a. Beckenendlage

Technik
- bei Sichtbarwerden des Kopfes in der Vulva (sog. Einschneiden) kleiner medianer, mediolateraler oder lateraler Schnitt mit der Episiotomieschere unter Schutz des kindlichen Kopfes, nach Durchführung einer lokalen Anaesthesie (Damminfiltration, Pudendusblockade)
- geringe Blutung durch starke Kompression des durchschneidenden kindl. Kopfes
- Versorgung des Schnittes nach Abnabelung, Ausstoßung der Plazenta und Ausschluß anderer Geburtsverletzungen in Lokalanaesthesie
- zuerst Versorgung der Vaginalschleimhaut, dann der Muskelgruppen der hinteren Kommissur und des Damms

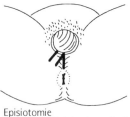

Episiotomie
(lateral, mediolateral, median)

F 144 ■■   **Nachgeburtsperiode**

Def   Phase des Geburtsverlaufs von der Geburt bis zur Ausstoßung der Plazenta

Phy   - Nachgeburtswehen
⇒ Plazentaoberfläche ↓ ⇒ Gewebsverschiebung
⇒ Abscherung im Grenzbereich ⇒ Eröffnung maternaler Gefäße
⇒ retroplazentares Hämatom ⇒ Ablösung der Plazenta
⇒ Ausstoßung durch Utreruskontraktionen;
weitere Uteruskontraktionen ⇒ Hämostase
- *regelhafter Blutverlust 200-300ml; Dauer ca. 20min*

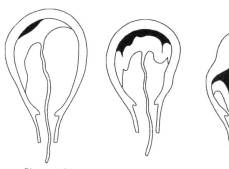

Plazentalösung

F 145 ■■

ärztliche Maßnahmen
- Mitpressen (leichter Druck auf Fundus), evtl. cord traction (Zug an Nabelschnur)
- evtl. Stimulierung der Nachgeburtswehen durch Oxytocin
- Kontrolle der Plazenta und Eihäute auf Vollständigkeit, dann evtl. Gabe von Methylergotamin zur Kontraktionsverstärkung (Cave: Methylergotamingabe kann zu einem Zervixspasmus führen, daher Gabe nur bei sicher vollständiger Plazenta)
- Versorgung der Episiotomie nach Ausschluß von Blutung, Verletzung
- 2h Überwachung im Kreißsaal (cave Nachblutung) mit RR- und Pulskontrolle

Plazentalösungszeichen:
- **Schröder Zeichen:** *Hochsteigen des Fundus und Verkleinerung des Uterusquerdurchmessers*
- **Küstner Zeichen:** Eindrücken der Bauchdecke oberhalb der Symphyse ⇒ Uterus wird nach oben geschoben ⇒ NS zieht sich zurück, wenn Plazenta noch fest mit Uterus verbunden ist

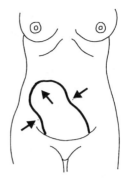

Schröder-Plazentalösungszeichen
(Hochsteigen, Kanten)

F 146 ■ **Tokolyse**

Def   Uterusrelaxation, Wehenhemmung

Ind   - *Verhinderung der Frühgeburt vor der 36. SSW*
        - *intrauterine Reanimation*
        - *uterine Hyperaktivität*
        - *uterine Tonussteigerung*
        - *vor Notsectio, bei erschwerter Kindsentwicklung während Sectio*

KI   - absolut: Herzvitium, Myopathie, pulmonale Hypertonie, Glaukom, Niereninsuffizienz, Pneumonie, Amnioninfektion, stärkere Plazenta-praevia-Blutung
        - relativ: Rhythmusstörungen, Hypertonie, Diabetes mellitus, Vena-cava-Syndrom, Hypokaliämie

Dosis   - Standardtokolyse: max. 3µg/min Fenoterol + Mg^{2+} i.v.
        - Notfalltokolyse: Fenoterol-Aerosol (2 Hübe), Fenoterol-Infusion
        - Bolustokolyse: Fenoterol (4µg/3min) + Mg^{2+} + Heparin (10 000 IE) + Na^+Cl^- (0,9%) in Perfusorspritze

UW   Lungenödem, Dyspnoe, Tachykardie, Extrasystolen, RR-Veränderungen, Oligurie, Tremor, Leberparameter ↑

F 147   **Wehenbelastungstests**

Def   *Überprüfung der fetoplazentaren Einheit durch moderate Induktion von Wehen unter CTG-Überwachung* (repräsentativ: drei deutlich wahrgenommene Wehen in 10min)

Ind   - Terminüberschreitung
        - intrauterine Mangelentwicklung (IUG)

Form   **Brustwarzenstimulationstest** (NST):
Reiben der Mamille mit Vaseline $\Rightarrow$ Oxytocinausschüttung $\Rightarrow$
Uteruskontraktionen (Nachteil: Oxytocinmenge nicht kontrollierbar)

Oxytocin-Belastungstest (OBT):
Oxytocin-Infusion, Beginn mit 1,5 mIE/min, Steigerung um je 1,5 mIE/min ca. alle
10 min bis regelmäßge Kontraktionen auftreten.

Aussage   Beurteilung nach den üblichen CTG-Kriterien (s. dort)

F 148 ∎   # Geburtseinleitung

Def   Beendigung der Schwangerschaft durch Induktion von Wehen

Ziel   Verbesserung des fetalen bzw. maternalen Zustandes durch Partus,
Vermeidung von Geburtskomplikationen

Ind   *Übertragung, Plazentainsuffizienz, Diabetes mellitus, EPH-Gestose,
vorzeitiger Blasensprung, beginnendes Amnioninfektionssyndrom,
bekannte Rhesusinkompatibilität*

Vor   Geburtsreife, d.h. Zervix-Score (n. Bishop) > 8, Kind > 37. SSW

mechanische Maßnahmen:
- Eipollösung: digitale Mobilisierung des kaudalen Anteils der Fruchtblase
- Amniotomie: intrumentelle Eröffnung der Fruchtblase

medikamentöse Maßnahmen:
- Priming (Zervixreifung): Prostaglandine als Vaginaltablette ins hintere
Scheidengewölbe oder als intrazervikales Gel $\Rightarrow$ Wehenbeginn ca. 2-4h nach
Applikation (CTG-Überwachung); ggf. Wiederholung nach 6-8 Stunden
- Oxytocin-Belastungstest (OBT) hier im Sinne einer Oxytocin-Einleitung
(Dosierung s. oben)

F 149 ∎   # Operative Geburtsbeendigung

Form   - Sectio caesarea
- vaginal-operativ: Zangenentbindung (Forceps), Vakuumextraktion (VE)

Üs Höhenstand	Sectio	Vakuumextraktion	Forceps
Beckeneingang (BE)	X		
Beckenmitte (BM)		(X)	
Beckenboden (BB)		X	X

(X) = trial vacuum (in Sectiobereitschaft)

Vaginal-operative Geburtsbeendigung

Vor - Forceps: Kopf auf Höhe BB, ausrotiert; VE: Kopf auf Höhe BM/BB oder BB
- MM vollständig eröffnet (cave Zervixriß, starke Blutung), kein Mißverhältnis, leere Harnblase, Blasensprung, gute Analgesie

Ind - fetal: drohende instrauterine Asphyxie
- maternal: Erschöpfung der Mutter, lange Austreibungsperiode bei Z.n. Uterus-OP, Netzhautablösung, Aneurysmablutung, Herzfehler der Mutter, und andere Situationen in denen intrathorakale/abdominale Drucksteigerungen durch aktives Mitpressen der Mutter vermieden werden sollten

F 150 ▪ ## Zangenentbindung

Vor Kopf auf Höhe Beckenboden (Pfeilnaht gerade), Muttermund vollständig eröffnet (cave Zervixriß, starke Blutung), kein Mißverhältnis, leere Harnblase, Blasensprung, gute Analgesie (!)

Technik:
- großzügige mediolaterale Episiotomie
- Löffel biparietal am kindlichen Kopf zuerst links, dann rechts einführen
- Zangengriffe ohne Gewalt zusammenfügen, Weichteileinklemmung ausschließen, Zangengriff mit beiden Händen fassen
- Extraktion in Richtung der Geburtsachse (kaudal)

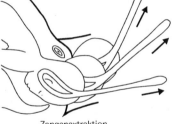

Zangenextraktion

- wenn Nacken-Haar-Grenze des kindlichen Kopfes an der Symphysenunterkante, Griffe langsam heben, den sich deflektierenden Kopf über den Damm leiten
- nach Entwicklung des Kopfes Entbindung in üblicher Weise

Ko - *Kind: Geburtstraumata, v.a. am Schädel (Zangenmarken, Fraktur)*
- *Mutter: z.T. ausgeprägte Weichteilverletzungen an Damm, Scheide, Zervix, sehr selten an Blase, Darm*

F 151   **Vakuumextraktion**

Vor   Leitstelle auf Höhe Beckenboden (bei geringer Weichteilspannung evtl. BM/BB)

KI   - absolut: Frühgeburtlichkeit, Beckenendlage, zunehmende Deflexionslage
      - relativ: Vorderhauptslage

Technik:
- Anlegen der größtmöglichen, leicht plazierbaren
  Saugglocke (meist 5 cm Durchmesser)
  über fetales Scheitelbein
- Weichteileinklemmungen ausschließen
- kontinuierlicher Druckaufbau
- wehensynchroner Zug nach unten in der
  Beckenachse (Unterstützung von oben)
- bei beginnendem Durchtritt des Köpfchens Episiotomie
- Kopfentwicklung mit Deflexion
- nach Kopfentwicklung Druckabbau, Entfernung der Glocke, Entbindung in
  üblicher Weise

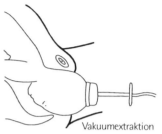
Vakuumextraktion

Ko   - *Kind: gelegentlich größere Kopfhämatome, Resorptionsikterus, Hirnblutung (evtl.*
      bei Abreißen der Vakuumglocke durch intrakranielle Druckschwankungen),
      ansonsten meist schonender als Zangenentbindung (VE auch bei höherer
      Leitstelle, d.h. nicht-zangengerechtem Stand möglich)
      - *Mutter: z.T. ausgeprägte Weichteilverletzungen, aber schonender als Zange*

F 152 ■   **Sectio caesarea**

Eint   - **elektive Sectio:** primär indiziert (z.B. fetale Fehlbildung), primär durchgeführt
         (d.h. vor Beginn zervixwirksamer Wehen, vor Blasensprung
       - **primär indizierte, sekundär durchgeführte Sectio** (Sectio nach Geburtsbeginn
         bei bestehender Sectio-Indikation)
       - **sekundär indizierte, sekundär durchgeführte Sectio** (Sectio und
         Indikationsstellung nach Geburtsbeginn)
       - **Standardsectio:** keine akute Gefährdung von Mutter/Kind
       - **eilige Sectio:** bei nicht-dauerhaft behebbarer Gefährdung von Mutter/Kind
       - **Notsectio:** bei akuterGefährdung von Mutter/Kind

Ind   **primär**
       - *fetal: Fehlbildungen (Spina bifida, Omphalocele), höhergradige Mehrlinge,*
         BEL (bei < 34. SSW, Erstpara), mentoposteriore Gesichtslage
       - *maternal: Z.n. 2x Sectio*
       - *fetal-maternal: großes Kind - kleine Mutter, Querlage, HELLP, vorzeitige*
         Plazentalösung, Placenta-praevia-Blutung

       sekundär
       - *fetal: drohende kindliche Asphyxie bei pathol. CTG oder zunehmender Azidose in*
         der MBU, Nabelschnurvorfall, starke vaginale Blutung (z.B. Insertio velamentosa)

- fetal-maternal: Amnioninfektionssyndrom, drohende Uterusruptur, Geburtsstillstand, zephalo-pelvines Mißverhältnis (Zangenmeister positiv!)

F 153 ∎

Technik:
Periduralanaesthesie (PDA), bzw. Intubationsnarkose (ITN)
⇒ *quere Laparotomie (auf Höhe Oberkante Schambehaarung), quere Uterotomie, Amniotomie (falls erforderlich)*
⇒ *rasche Kindsentwicklung, Abnabelung, Übergabe an Pädiater*
⇒ *manuelle Plazentalösung, Gabe von Uterotonika, evtl. Dilatation des MM*
⇒ *Versorgung der Uterotomie und Laparotomie*

Ko
- fetal: Anpassungstörungen, Atemdepression
- maternal: Blutung bzw. Nachblutung, Infektion, Wundheilungsstörung, verzögerte Involution, Thrombose, Embolie, Aspiration bei Intubation

Prg
- maternale Mortalität 0,02-0,1%
- maternale Morbidität und Mortalität ca. 7x höher als bei vaginaler Geburt

NEUGEBORENES

F 154 . **Apgar-Schema**

Allg
- Untersuchung des Neugeborenen zur Beurteilung seines Zustandes unmittelbar nach der Geburt (nach 1, 5 und 10min)
- Beurteilung von Aussehen, Pulsfrequenz, Grundtonus, Atmung und Reflexen
- jeweils Vergabe von 0-2 Punkten, Summierung der 5 Werte ⇒ Beurteilung der Vitalität des Neugeborenen: 9-10 optimal, 7-8 noch normal, 5-6 bedenklicher, < 4 kritischer Depressionszustand (Reanimation erforderlich)

Üs

	0	1	2
Aussehen (Kolorit)	blau oder blaß-asphyktisch	Stamm rosig, Extremit. zyanotisch	rosig
Puls	keiner	< 100/min	> 100/min
Grundtonus	schlaff	träge	guter Tonus, aktiv
Atmung	keine	flach, unregelmäßig	kräftig, regelmäßig
Reflexe	keine	Grimassieren	aktives Schreien, Husten, Niesen

Anm
Apgar-Score benannt nach US-Anaesthesistin Virginia Apgar

F 155 . **Erstversorgung des Kindes**

Vor
- *atraumatische Geburt*
- *Fruchtwasser unauffällig*
- *APGAR >/=7*

Vorgehen:
- Kind trocken reiben und warm einpacken
- Fruchtwasserreste aus Nasen-Rachen-Raum absaugen, dabei vorsichtig Ösophagusdurchgängigkeit prüfen (Magensaft aspirieren, evtl. Ösophagusluftprobe, Auskultation), bzw. Choanalatresie ausschließen, art. Nabelschnur-pH bestimmen aus der doppelt abgeklemmten NS (s. unten)
- Kind der Mutter geben, evtl. anlegen, warm halten
- später Erstuntersuchung des Kindes (sog. U1, s. dort), exakt abnabeln, wiegen, Größe messen, baden, kennzeichnen, anziehen
- Gonoblenorrhoe-Pro durch Einträufeln von Erythromycin in Bindehautsäcke (früher Silbernitrat, sog. Credé-Pro) nicht mehr obligat

Cave
bei Mehrlingen, Frühgeburten, Risikogeburten und postnatalen Adaptationsstörungen Pädiater hinzuziehen.

F 156 .

Üs

Untersuchung des Neugeborenen

Nabelschnurarterien-pH	pH-Wert	Maßnahmen
normaler pH	7,3	-
Präazidose	7,24 - 7,20	-
leichte Azidose	7,19 - 7.15	Kontrolle
mittelgradige Azidose	7,14 - 7,10	Kontrolle
fortgeschrittene Azidose	7,09 - 7,00	Pädiater hinzuziehen,
schwere Azidose	< 6,99	Sofortmaßnahmen einleiten

- *objektives Kriterium* zur Beurteilung des postpartalen Zustandes
- bei aus Geburtsverlauf bzw. CTG nicht erklärbar niedrigem pH evtl. 2.Bestimmung bzw. Blutgasanalyse bei der Mutter wegen maternofetaler Transfusionsazidose
- Kontrollen: Plazenta-pH, Blutgasanalyse (aus Fersenblut, ca. 20-30min pp.)

Reifebeurteilung (n. Petrussa):
- gültig nur für Kinder > 30. SSW und unmittelbar postnatal
- Punktesystem zur Beurteilung der Reife, entsprechend APGAR (je 0-2 Punkte pro Reifekriterium) in Bezug auf Haut (Beschaffenheit, Vernix = Käseschmiere und Haare), Ohrmuschel (Knorpelbeschaffenheit), Mamille (Größe und Erhabenheit), Sohlenfalten (keine Falten, nur im hinteren 1/3 oder auf gesamter Sohle), Genitale (Labia majora > oder = oder < Labia minora; Hoden inguinal oder im Skrotum)

F 157

Ziel

Erstuntersuchung (= U1)

Erkennen von Fehlbildungen, Fetopathien oder Geburtsschädigungen

Kriterien:
- Haut: Farbe, Behaarung (ø Hämatom, Ödem, Exsikkose, Verletzung, Infektion, Hämangiom, Naevus), Hals (ø Struma)
- Herz: Auskultation (Frequenz regelmäßig, > 100/min, ø Geräusche)
- Lunge: kräftiges Schreien, Inspektion (ø Einziehungen, Dyspnoe, Stöhnen, Nasenflügeln), Auskultation (seitengleich belüftet, ø RGs, Giemen)
- Bauchorgane: Abdomen weich, lebhafte Darmgeräusche (ø Ösophagus-, Duodenalatresie), Leber und Milz nicht tastbar (ø pathologischen Resistenzen, Nabel-, Anusanomalien, Hernien, Bauchdeckendefekte), ggf. Mekoniumabgang
- Genitale: große Labien über kleinen Labien und Klitoris (ø Klitorishypertrophie), Hoden im Skrotum (ø Hochstand, Hydrocele, Hypo-, Epispadie), ggf. Urinabgang
- *Skelettsystem: Kopfform, -Größe (øFrakturen, Hämatom, Hydro-, Mikrocephalus), Fontanellen im Niveau, Wirbelsäule (øFehlhaltung, Deformierung, Spaltbildung), Hüftgelenke (øAbspreizhemmung, Falten symmetrisch), Füsse (øDeformierung), Clavicula (øGeburtsverletzung), Hände (øPoly-, Syndaktylie, Phokomelie)*
- Augen (Motilität, Lidachsen, ø Nystagmus, Katarakt, Kolobom, Mikrophthalmos)
- Mund (Zunge, øSpalte), Nase (øSeptumdeviation, Choanalatresie), Ohren (øAnotie)
- Motorik: Reflexe prompt, seitengleich (ø Lähmungen, Bewegungsasymmetrien)

weitere Maßnahmen (1.Wo): Gewicht, TSH-Guthrie-Test, Rachitis-Pro, U2

LERNLISTE, GEBURT

Geburtsmechanik, Allgemeines, Anat, normaler Ablauf der Geburt
Wehen, Def, Allgemeines, Eint
Geburtswehen, Phy, Kli
Geburtsschmerz, Phy
Kindslage, Def, Üs Kriterium - Def - Form, Di
Intrapartale Überwachung des Fetus, Form
Fruchtwasserbeurteilung, Form, Cave
Cardiotokogramm (CTG), Def, Ziel, Form
Fetale Herztonalterationen, kurzfristige Frequenzveränderungen, **mittelfristige Frequenzveränderungen**, Akzeleration, Dezeleration, **längerfristige Frequenzveränderungen**, leichte Tachykardie, schwere Tachykardie, Bradykardie, CTG frühe Dezeleration, CTG späte Dezeleration, CTG variable Dezeleration, CTG periodische Akzeleration
Fetalblutanalyse, Syn, Ind, Technik, Üs Beurteilung - pH - Konsequenz, Cave
Geburtsbeginn, Allgemeines, Kli, Di
Eröffnungsperiode, Def, Phy, Maßnahmen
Austreibungsperiode, Def, Phy, ärztliche Maßnahmen, Maßnahmen der Hebamme
Episiotomie (Dammschnitt), Ziel, Ind, Technik
Nachgeburtsperiode, Def, Phy, **ärztliche Maßnahmen, Plazentalösungszeichen**, Schröder Zeichen, Küstner Zeichen
Tokolyse, Def, Ind, KI, Dosis, UW
Wehenbelastungstests, Def, Ind, Form, Aussage
Geburtseinleitung, Def, Ziel, Ind, Vor, mechanische Maßnahmen, medikamentöse Maßnahmen
operative Geburtsbeendigung, Form, Üs Höhenstand - Methode
Vaginal-operative Geburtsbeendigung, Vor, Ind
Zangenentbindung, Vor, Technik, Ko
Vakuumextraktion, Vor, KI, Technik, Ko
Sectio caesarea, Eint, Ind, Technik, Ko, Prg
Apgar-Schema, Allgemeines, Üs (APGAR-Schema), Anm
Erstversorgung des Kindes, Vor, Vorgehen, Cave
Untersuchung des Neugeborenen, Üs Nabelschnurart.-pH - Maßnahmen, Reifebeurteilung (n. Petrussa)
Erstuntersuchung (= U1), Ziel, Kriterien, weitere Maßnahmen

FRAGEN, GEBURT

129.) Erklären Sie den geburtsmechanischen Begriff der Leitstelle. (1)
130.) Erläutern Sie die Stellung von Kopf, Pfeilnaht und Hinterhaupt, wenn sich bei einer Geburt aus vorderer Hinterhauptslage der Kopf auf Höhe des Beckenbodens befindet. (3)
131.) Beschreiben Sie die sog. Senkwehen. (3)
132.) Beschreiben Sie das korrekte Zusammenspiel der Uteruskontraktionen bei den Geburtswehen. (7)
133.) Definieren Sie die Begriffe Lage, Stellung, Haltung und Einstellung, die zur Beschreibung der Kindslage in der Gebärmutter verwendet werden. (4)
134.) Welche Überwachungsparameter können während der Geburt diagnostisch eingesetzt werden? (8)
135.) Was ist ein CTG und welche Funktion hat es? (5)
136.) Erläutern Sie die verschiedenen Oszillationstypen im CTG. (4)
137.) Erklären Sie den Begriff späte Dezeleration und worauf weist diese häufig hin? (4)
138.) Nennen Sie die beiden entscheidenden Befunde des untenstehenden CTGs. (2)

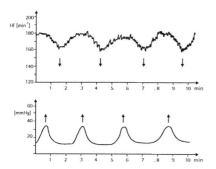

139.) Wie wird intrapartal eine Fetalblutanalyse durchgeführt? (3)
140.) Welche Beschreibungsmerkmale werden beim sog. Bishop-Score berücksichtigt? (5)
141.) Beschreiben Sie die drei psychischen Phasen, die eine Frau während der Eröffnungsperiode der Geburt durchschreitet. (3)
142.) Wann führt der Arzt während der Austreibungsphase eine Amniotomie durch und welche Folge hat dies meist? (2)
143.) Zu welchem Zweck wird während der Austreibungsphase der Geburt eine Episiotomie durchgeführt? (3)
144.) Wie lange dauert die Nachgeburtsperiode etwa und zu welchem Blutverlust kommt es dabei? (2)
145.) Erklären Sie das Schröder-Zeichen. (3)
146.) In welchen Situationen führen Sie eine Tokolyse durch? (5)
147.) Wie und warum wird ein Wehenbelastungstest durchgeführt? (3)
148.) Wann ist eine Geburtseinleitung indiziert? (7)

149.)   Wann ist eine Geburtseinleitung indiziert? (7)

150.)   Welche Verletzungen können durch eine Zangenentbindung bei Mutter und Kind verursacht werden? (4)

151.)   Welche Verletzungen können nach einer Vakuumextraktion bei Mutter und Kind auftreten? Vergleichen Sie diese mit den Verletzungen durch Zangenentbindung. (5)

152.)   Welche primär fetalen, maternalen und fetal-maternalen Indikationen für einen Kaiserschnitt kennen Sie? (8)

153.)   Beschreiben Sie das Vorgehen des Geburtshelfers bei einer Sectio. (10)

154.)   Welche Merkmale des Kindes werden durch das sog. Apgar-Schema nach der Geburt beurteilt? (5)

155.)   Nennen Sie die Voraussetzungen für die normale Erstversorgung des Kindes. (4)

156.)   Worin liegt der Vorteil einer Beurteilung des Neugeborenen anhand des Nabelschnurarterien-pH? (1)

157.)   Welche Merkmale des Skelettsystems des Neugeborenen sollten untersucht werden und welche Schäden ausgeschlossen werden? (18)

Geburts-
komplikationen

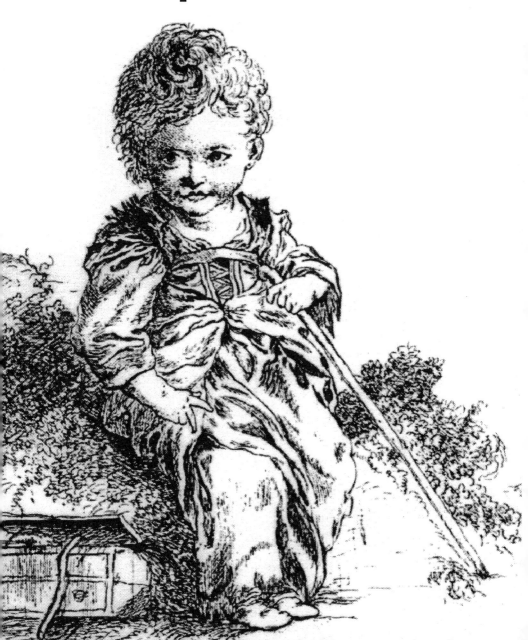

Madame de Pompadour (1751)
Kind

Geburtskomplikationen

REGELWIDRIGE GEBURT

F 158 **Hypotone, normotone Wehenschwäche**

Def   zu schwache, zu kurze, zu seltene Wehen

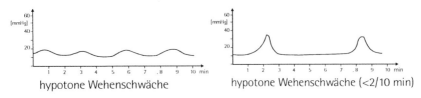

hypotone Wehenschwäche   hypotone Wehenschwäche (<2/10 min)

Ät   - primär: mangelhafte Wehentätigkeit von Geburtsbeginn an (evtl. Terminirrtum)
     - sekundär (Auftreten während des Geburtsverlaufs): *volle Harnblase, Ermüdung,*
     z.B. bei relativem Mißverhältnis (s. unten)

Di   Uteruspalpation, Beobachtung des Wehenverlaufs, CTG

Ko   Geburtsverzögerung, protrahierte Geburt (Gefährdung des Kindes)

Th   - wehenanregende Maßnahmen: Einlauf, Blasenentleerung, Bad
     - bei Erschöpfung: Ruhepause, Schlafpause (Vor: guter fetaler Zustand),
     suffiziente Analgesie (systemische Opioide, Periduralanaesthesie)
     - später Oxytocin i.v. unter engmaschiger CTG-Überwachung
     (gut dosierbar über Infusionspumpe)
     - bei mangelndem Geburtsfortschritt Sectio

F 159 **Hypertone Wehenschwäche**

Def   Wehenschwäche bei permanent erhöhtem Basistonus des Uterus

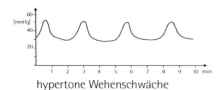

hypertone Wehenschwäche

PPh   *Koordinationsstörung der verschiedenen Myometriumbereiche*
     ⇒ *Basistonus permanent* ↑
     ⇒ kein oder nur geringer geburtsmechanischer Effekt, trotz normaler oder
     erhöhter Frequenz bei normaler Wehendauer

Kli   oft spastische Myometriumkontraktion während der Wehe
     (fetale Durchblutung ↓, cave Asphyxie)

Di   CTG, Uteruspalpation (auch in Wehenpause Tonus ↑), Objektivierung nur durch intrauterine Druckmessung (IUD) mittels Katheter

Th   Senkung des erhöhten Grundtonus: Basistokolyse (Fenoterol), Spasmolytika, Analgetika (Oxytocin kontraindiziert!)

F 160   **Uterine Hyperaktivität**

Def   wehenfreies Intervall < 1/2 - 1min (sog. Wehensturm)

PPh   *v.a. Mißverhältnis, geburtshindernde*
Lage oder Widerstände im Geburtskanal,
drohende Uterusruptur, selten
Wehenmittel-Überdosierung
⇒ Uterusaktivität ↑ (fast Dauerkontraktion)

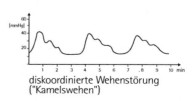
Wehensturm

Ko   Uterusruptur, intrauterine Asphyxie

Di   CTG, vaginale Untersuchung, evtl. intrauterine Druckmessung (IUD), Uteruspalpation, Sono (Lagekontrollen)

Th   sofort Tokolyse (Fenoterol), ggf. Sectio

Diskoordinierte Wehenstörung

Ko   - diskoordinierte Wehe ⇒ verzögerte
MM-Eröffnung ⇒ protrahierte Geburt
- verlängerte Tonussteigerung
⇒ Gefahr der intrauterinen Asphyxie

diskoordinierte Wehenstörung
("Kamelswehen")

F 161 ■ **Haltungs- und Einstellungsanomalien**

Def   Anomalien der Position der
Frucht in der Gebärmutter
(normal: vordere Hinterhauptslage)

Form   - *Beckenendlage (BEL)*
- *Querlage*
- *hintere Hinterhauptslage*
- *Vorderhauptslage*
- *Stirnlage*
- *Gesichtslage*
- *tiefer Querstand*
- *hoher Geradstand*

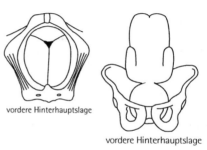
vordere Hinterhauptslage

vordere Hinterhauptslage

Di vaginale Untersuchung, Palpation (Leopold-Handgriffe), Sono

Ko protrahierte Geburt, Geburtsstillstand, Wehensturm, Uterusruptur, drohende intrauterine Asphyxie, geburtstraumatische Hirnschädigung

F 162 ▪

- **hintere Hinterhauptslage** (hHHL, Häu 3-4%): *kleine Fontanelle Leitstelle*, Drehpunkt große Fontanelle bis Stirnhaargrenze, maximale Beugung, Austreibungsphase meist deutlich verlängert, Köpfchen weicht in Wehenpause wieder zurück, Spontanpartus anstreben (solange fetaler Zustand gut), sonst Forceps von Beckenboden; vaginaler Platzbedarf ↑, Verletzungsgefahr ↑
- **Vorderhauptslage:** *große Fontanelle Leitstelle*, Kopf etwas deflektiert, Durchtrittsplanum vergrößert, Austreibungsphase verlängert, bei Multiparae Spontangeburt gut möglich, bei Erstpara oft Geburtsstillstand, bei kindlicher Asphyxie oder mütterlicher Ind Sectio (Amnioninfektionssyndrom, totale Erschöpfung; je nach Höhenstand der Leitstelle)
- **Stirnlage:** *Stirn Leitstelle*, starke Deflexion, Durchtrittsplanum sehr stark ↑, Geburtsdauer extrem ↑, Prg ungünstig, heute meist Ind für Sectio
- **Gesichtslage:** *Kinn Leitstelle*, stärkste Deflexion, mentoposteriore Einstellung absolute Ind für Sectio, bei mentoanteriorer Einstellung und kleinem Kind bei Multipara evtl. Spontangeburt möglich (hohes Risiko für Kind)

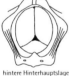

hintere Hinterhauptslage hintere Indifferenzlage (Scheitellage) Vorderhauptslage Gesichtslage

F 163 ▪

- **hoher Geradstand:** fehlerhafte Einstellung im Beckeneingang, Pfeilnaht gerade statt quer, Zangenmeister-Handgriff positiv (Stufe tastbar); falls kein Tiefertreten des Köpfchens Sectio
- **tiefer Querstand:** fehlende Rotation im Beckenausgang, Kopf Beckenboden, Pfeilnaht quer; *Spontangeburt möglich durch wechselnde Lagerungen und Verstärkung der Wehen, evtl. vaginale operative Entbindung erforderlich*

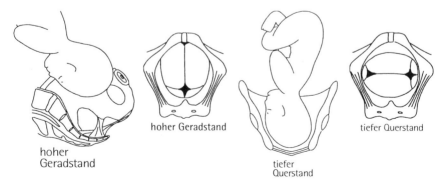

hoher Geradstand tiefer Querstand

hoher Geradstand tiefer Querstand

F 164 . **Beckenendlage**

Form
- *reine Steißlage (75%)*
- *Steiß-Fußlage (15%)*
- *Fußlage (9%): beide Füße führen*
  (= vollkommene Fußlage),
  ein Fuß führt, zweiter hochgeschlagen
  (= unvollkommene Fußlage)

Beckenendlage

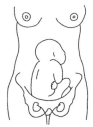

Ät   Uterusanomalien, mütterliche Beckenanomalien,
       Mehrlingsschwangerschaft, atypischer Plazentasitz,
       Nabelschnuranomalien, fetale Fehlbildungen, Frühgeburt, Fruchtwasseranomalien

PPh
- geringe Dehnung des Geburtskanals durch vorangehenden Kindsteil
- nach Geburt des Rumpfes Kompression der Nabelschnur durch den Kopf

Di   Sono, vaginale Untersuchung (Füße, Zehen, Steißbein tastbar)

       äußere Wendung: Veränderung der Kindslage durch äußere Handgriffe (in
       Sectiobereitschaft, unter i.v.-Tokolyse), absolute KI: Mehrlings-SS, Uterusanomalie,
       patholog. CTG, fetale Fehlbildung; relative KI: Vorderwandplazenta,
       Oligohydramnion, fetale Retardierung, Z.n. Sectio, Uterus-OP;
       Ko: vorzeitige Plazentalösung, Blasensprung (⇒ Sectio-Bereitschaft)

       Sectio: bei Nichtgelingen der äußeren Wendung, bei KI zur vaginalen Geburt bzw.
       auf Wunsch der Patientin; großzügige Ind bei Erstpara

F 165 .

       vaginale Entbindung:
       - Vor: sonografisch geschätztes Kindsgewicht < 3500g,
         keine mütterlichen Beckenanomalien (Pelvimetrie
         mit CT, Rö nach Guthmann oder NMR)
       - zwei Phasen: Zeit lassen bis Steiß auf Höhe Beckenboden,
         rasches Handeln nach Sichtbarwerden d. Scapula in Vulva
       - Entbindung durch geburtshilfliche Handgriffe
         zur Entwicklung von Schultern und Kopf, sog.
         Manualhilfe (Methode n. Bracht oder Veit-Smellie)
       - *Methode n. Bracht (häufig): Oberschenkel als Schiene*

         Bracht-
         Handgriff

         am Rumpf umfassen, mit Druck um Symphyse führen
         (nicht ziehen, Arme können hochschlagen), Entwicklung der Arme (klassische
         Armlösung), dann des Kopfes (cave schonender Kopfaustritt)
       - klassische Armlösung: Lösung des hinteren Arms aus Kreuzbeinhöhle, Rotation des
         kindlichen Rückens um 180°, dann Lösung des 2. Arms aus Kreuzbeinhöhle
       - Methode n. Veit-Smellie: Rumpf des Kindes reitet bäuchlings auf rechter Hand,
         Zeigefinger im Mund des Kindes, linke Hand umgreift Schulter und Nacken, dann
         Köpfchen unter Flektion und unter Zug um Symphyse führen
       - absolute KI: V.a. Mißverhältnis, pathologisches CTG, fetale Fehlbildung
         relative KI: intrauterine Mangelentwicklung, Z.n. Sectio, Uterus-OP

- Ko: Nabelschnurkompression durch nachfolgenden Kopf ⇒ Asphyxie, Druckbelastung ⇒ Hirnschädigung, Geburtsverletzungen, z.b. Fazialisparese

F 166 •• Querlage

Ät   Uterusanomalien, mütterliche Beckenanomalien, Plazenta praevia, fetale Fehlbildungen, Fruchtwasseranomalien

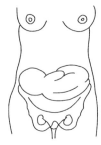

Epi   Häufigkeit ca. 0,5-1%, häufig bei Multiparae

Di   Sono, Palpation, vaginale Untersuchung

Ko   - Nabelschnurkomplikationen, intrauterine Asphyxie, Fruchttod, Uterusruptur (Blutung, Schock)
- Blasensprung ⇒ Nabelschnurvorfall bzw. Vorfall kleiner Teile (Arm, Hand, Fuß), Schultereinkeilung, Abknicken der Frucht (sog. verschleppte Querlage)

Querlage

Vorgehen:
- geplante Sectio (d.h. vor Wehenbeginn)
- falls Wehentätigkeit bereits vorhanden: Tokolyse (Fenoterol), Beckenhochlagerung, Sectio
- bei Eintreten von Ko: Tokolyse, Notsectio

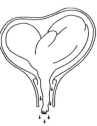

Cave   - die Querlage gilt als absolut geburtsunmögliche Lage!
- vorsichtig vaginal untersuchen, da Gefahr des Blasensprungs
- *evtl. Versuch der äußeren Wendung unter Tokolyse, in Sectio-Bereitschaft, falls keine KI*

verschleppte Querlage
(Blasensprung, Armvorfall)

F 167 • Mißverhältnis

Def   Disproportion zwischen Kopfdurchmesser des Kindes und Beckenmaßen der Mutter

Ät   - *relatives Mißverhältnis: funktionelle Störung der Geburt, z.B. Einstellungsanomalie (z.B. hoher Geradstand)*
- *absolutes Mißverhältnis: anatomische Disproportion, z.B. rachitisch verändertes Becken der Mutter, kleine Mutter (< 150cm), Riesenkind, Hydrocephalus*

Ko   - extrem protrahierte Geburt
- Geburtsstillstand mit intrauteriner Asphyxie
- evtl. Wehensturm mit Uterusruptur

Di   - Palpation (Zangenmeister)
- vaginale Untersuchung (Kopfhochstand, gerade Pfeilnaht)
- Sono

Th   - bei absolutem Mißverhältnis: elektive Sectio
     - bei relativem Mißverhältnis: evtl. Spontanpartus, Lagerung wechseln, Wehen
       koordinieren, bei mangelndem Geburtsfortschritt großzügige Ind zur Sectio

F 168   # Geburtsrisiken bei mütterlichen Fehlbildungen, Tumoren, und Z.n. Operationen

Fehlbildungen:

⇒ evtl. Lageanomalien, habituelle Aborte, Frühgeburten, vorzeitiger Blasensprung, Ruptur

Tumoren:

- *Myom* ⇒ evtl. *habituelle Aborte, Frühgeburten, Plazentainsuffizienz, gestörte Geburtsmechanik (Wehenkoordination), Nachblutungen, Involutionsstörungen*
- TU im kleinen Becken ⇒ evtl. gestörte Geburtsmechanik

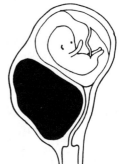

Operationen:

- Z.n. Sectio, Myomentfernung, Fehlbildungs-OP ⇒ evtl. Frühgeburten, Uterusruptur, Plazentalösungsstörung, atonische Nachblutung
- Z.n. Konisation ⇒ evtl. Zervixinsuffizienz, Frühgeburtlichkeit, aber auch postoperative Strikturen; digitale Sprengung des narbigen Muttermundes am besten unter Periduralanaesthesie

Gravidität bei tiefsitzendem Uterusmyom

F 169 ..   # Regelwidrige Geburtsdauer

verkürzte Geburtsdauer:

Ko   - Mutter: extreme physische und psychische Belastung, Gefahr von Geburtsverletzungen ↑, da unkontrollierter Pressdrang und Dehnung evtl. nicht ausreichend
     - Kind: gelegentlich Adaptationsstörungen durch extreme Wehenbelastung (uterine Hyperaktivität ⇒ Zirkulation ↓), zu rasche Druckentlastung des Kopfes (evtl. Blutung!)

protrahierte Geburtsdauer, Geburtsstillstand

Ko — Mutter: physische/psychische Erschöpfung, Fieber sub partu,
Amnioninfektionssyndrom bei Blasensprung
— Kind: drohende intrauterine Asphyxie, große Geburtsgeschwulst (später
Resorptionsikterus), Infektionsgefahr;
hohe Wahrscheinlichkeit einer operativen Geburtsbeendigung

Anm *die Geburtsdauer ist individuell sehr unterschiedlich!*

F 170 ▪ Nabelschnurkomplikationen

Form — *Vorliegen der Nabelschnur: NS vor vorangehendem Kindsteil bei stehender Blase*
— *Nabelschnurvorfall: NS vor vorangehendem Kindsteil bei gesprungener Blase*
— *Nabelschnurumschlingung, Nabelschnurknoten*
— *Insertio velamentosa:* Ansatz der Nabelschnur an Eihäuten, statt an Plazenta

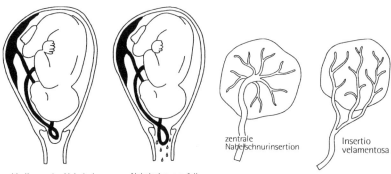

Vorliegen der Nabelschnur   Nabelschnurvorfall   zentrale Nabelschnurinsertion   Insertio velamentosa

Kli intrauterine Hypoxie, Asphyxie, Verbluten des Kindes aus Einriß der Insertio
velamentosa, Fruchttod

F 171 ▪
Di — Nabelschnurvorliegen: vaginale Untersuchung (Pulsation tastbar), Amnioskopie
— Nabelschnurvorfall: vaginale Untersuchung (NS tastbar), pathologisches CTG
(Herztonalteration wehensynchron oder mit Kindsbewegungen assoziiert)
— Insertio velamentosa: Blutung (Einriß der NS bei Blasensprung)
— Di von Nabelschnurumschlingung (Häu: 15% aller Geburten) und NS-Knoten (Häu
1-2%) meist erst postpartal, bei Zuziehen des Knotens bzw. straffer
NS-Umschlingung um den Hals pathologisches CTG-Muster!

Th — *Nabelschnurvorliegen: keine Amniotomie, Lageänderung (Beckenhoch-,*
Knie-Ellenbogen-, Seitenlagerung), evtl. i.v.-Tokolyse, Amniotomie bei
vollständigem MM unter NS-Reposition (Sectiobereitschaft)
— Nabelschnurvorfall: Notsectio unter Tokolyse, Beckenhochlagerung und manuelles
Hochschieben und Halten des vorangehenden Kindsteils

F 172. **Intrauterine Hypoxie**

PPh Störung der mütterlichen Zirkulation oder Atmung, Abnahme der Durchblutung des uteroplazentaren Raumes, geringeres O_2-Angebot an fetoplazentare Einheit, Plazentainsuffizienz oder Abnahme der kindlichen Zirkulation
(z.b. Nabelschnurkomplikation) $\Rightarrow$
1.) O_2 des fetalen Bluts $\downarrow \Rightarrow$ anaerober Stoffwechsel $\uparrow \Rightarrow$ metabolische Azidose
2.) $CO_2 \uparrow \Rightarrow$ intrauterine Asphyxie

Ko *hypoxische Hirnschädigungen, intrauteriner Fruchttod*

Di - CTG: silentes CTG, schwere Dezeleration, Bradykardie
- OCTG: erniedrigte fetale O_2-Sättigung
- Fetalblutanalyse

Th **intrauterine Reanimation:**
- Linksseitenlagerung, Kopf-tief-, Becken-hoch-Lagerung
- Oxytocin-Belastung absetzen!
- Notfalltokolyse (3 Hübe Fenoterol-Aerosol, dann i.v. Fenoterol-Infusion)
- O_2-Gabe
- falls Maßnahmen nicht innerhalb 2-3min greifen (Herzfrequenzanstieg) sofortige Notsectio (vorbereitende Maßnahmen parallel durchführen, z.B. Info Anaesthesie)

F 173. **Plazentalösungsstörungen**

Def verzögerte Lösung der Plazenta in der Nachgeburtsphase

Form - **Placenta adhaerens:** festhaftende Plazenta durch funktionelle Störung des Lösungsmechanismus
- **Placenta accreta, Placenta increta:** mit Myometrium fest verbundene Plazenta durch mangelnde Dezidua-Entwicklung u. Einwachsen der Zotten ins Myometrium
- **Placenta incarcerata:** *Plazentaretention durch spastische Uteruskontraktion nach zu früher od. zu starker medikamentöser od. mechan. Irritation des Uterus*

Kli - keine komplette Spontanlösung nach 15-30min
- verstärkte persistierende Blutung (cave großer Blutverlust)
- Uterus groß, weich, hochstehend

Th - Harnblase entleeren
- cord traction, dann Versuch der manuellen Expression (Credé-Handgriff)
- falls erfolglos: nach 20-30 min oder bei stärkerer Blutung Credé-Handlgriff in Narkose, manuelle Plazentalösung in Vollnarkose oder Periduralanaesthesie
- falls unvollständig: manuelle Nachtastung bzw. Nachkürettage, Volumenersatz, Uterotonika
- falls unmöglich (Placenta accreta bzw. increta): Laparotomie, Uterusextirpation

Credé-Handgriff

F 174 .. **Partielle Plazentaretention**

Kli atonische, verstärkte Blutung

Di Klinik, Nachkontrolle der Plazenta auf Vollständigkeit

Th nach Ausschluß eines Traumas (Zervix-Scheidenriß, Spekulumeinstellung), manuelle Nachtastung (Ausschluß Uterusruptur) oder Nachkürettage, Uterotonika, Volumensubstitution

Atonische Blutung

Ät *Überdehnung (Hydramnion, Mehrlinge, Lageanomalie), Multiparität, protrahierter Geburtsverlauf, Uterusmyome, ungünstige Plazentalokalisation (tiefer Sitz), Fehlbildungen*

Kli verstärkte Blutung (Verlust > 1000 ml), Uterus weich, groß, hochstehend

Di Klinik, Palpation

Th Harnblase entleeren, Eisblase auf Uterus, manuelle Expression; falls erfolglos (sonst) Uterotonika, i.v. Volumensubstitution; sonst Prostaglandin E_2, sonst Prostaglandin $F_{2\alpha}$ i.v., sonst intrakavitär, sonst Laparotomie mit Hysterektomie

Pro 3 IE Oxytocin n. Geburt des Kindes, Methylergotamin n. Geburt der Plazenta

F 175 .. **Uterusruptur**

Form komplette Uterusruptur
- inkomplette Uterusruptur (gedeckte Uterusruptur, Serosa intakt)

Pg *Mißverhältnis von Belastbarkeit und Belastung der Uteruswand*

Ät - Ruptur des wehenlosen Uterus: Narbenruptur bei Z.n. Sectio, Myomentfernung, OP, Fehlbildung
- Ruptur sub partu: extreme Krafteinwirkung bei geburtsmechanischen Komplikationen (Querlage, mentoposteriore Gesichtslage, cephalo-pelvines Mißverhältnis), Wehensturm, Wehenmittelüberdosierung

Kli - drohende Ruptur: Wehen ↑, Schmerzen ↑, Unruhe, fetale HF-Alterationen
- Ruptur des wehenlosen Uterus: plötzliche abdominelle Schmerzen, druckschmerzhafter Uterus, keine bis leichte hellrote Blutung, Schock, Fruchttod (keine Herzaktion im CTG)
- Ruptur sub partu: akuter Vernichtungsschmerz, abrupter Stop der Wehen, Blutung, akutes Abdomen, Schock, Fruchttod

DD vorzeitige Plazentalösung

Th - drohende Ruptur: Tokolyse, Notsectio
- Ruptur des wehenlosen Uterus, Ruptur sub partu: Schock-Th, Notsectio, ggf. Hysterektomie

KOMPLIKATIONEN BEI DER MUTTER

F 176 ■ **Symphysendehnung**

Ät Gewebsauflockerungen im Bereich von Knochenverbindungen und Gelenken während der Schwangerschaft ⇒ Lockerung des Beckenrings

Kli - Schmerzen beim Gehen, v.a. beim Treppensteigen (Watschelgang), Kreuzschmerzen
   - Schmerz bei beidseitigem Druck auf Beckenkämme (auch bei Druck auf Schambeine), evtl. Stufe tastbar
   - Bein kann nicht aktiv gehoben oder in gehobener Stellung gehalten werden
   - durch Belastung sub partu, Manifestation v.a. im Wochenbett

Di Klinik, Rö (Dehiszenz > 1cm, Stufenbildung)

Th - *Immobilisierung im Schlaufenverband*
   - *strenge Bettruhe bis Rö unauffällig*
   - *anschließend vorsichtig mobilisieren, Krankengymnastik*

Pro Festlegung des Entbindungsmodus in Absprache mit Orthopäden, evtl. primäre Sectio

F 177 ■■ **Geburtsverletzungen der Mutter**

Form Zervixriß, Vaginalriß, Dammriß, Labienriß (häufig), Labienschürfung, Klitorisriß

Ät - abnorme Geburtsbelastung: z.B. sehr großes Kind, sehr rasche Geburt
   - abnorm geringe Dehnbarkeit: Vernarbungen, Z.n. Geburtsverletzung, Konisation
   - ungünstige anatomische Verhältnisse
   - vaginale operative Entbindung

Kli - z.T. sehr starke Blutung (Darstellung mit Spekulum, gute Assistenz erforderlich)
   - Zervixrisse meist lateral (cave Blutung aus Ästen der A. uterina)

Ko Wundheilungsstörungen, Stuhlinkontinenz (bei Sphinkterbeteiligung), Fistelbildung

Di Lokalbefund, Spekulumeinstellung (Plazenta vollständig, Uterus kontrahiert)

DD Atonie, Plazentalösungsstörung, unvollständige Plazenta, Gerinnungsstörungen

Th Naht (mit genauer Einstellung der Wundränder) in Narkose oder Lokalanaesthesie

Cave Beachte gutes kosmetisches Ergebnis, *bei Klitorisriß Intaktheit der Harnröhre!*

F 178 . **Fruchtwasserembolie**

Def   Embolie durch Eintritt von Fruchtwasser in den mütterlichen Kreislauf

Pg   erhöhter Druck des Fruchtwassers (Hydramnion) und zugleich Trauma, partielle
      Plazentalösung oder Z.n. Uterus-OP ⇒ Fruchtwasserembolie ⇒ *Schock und
      Rechtsherzinsuffizienz durch Mikroembolien (korpuskuläre Bestandteile),
      thromboplastische Aktivität und antigenen Charakter des Fruchtwassers,
      Defibrinierungen, Konstriktionen*

Kli   - **Frühphase** (ca. 30min): Angst, Unruhe, Thoraxschmerz, Dyspnoe, Zyanose,
        Lungenödem, Rechtsherzinsuffizienz, Tachykardie, RR ↓, Bewußtseinstrübung,
        Schock, häufig Tod durch akutes Herzversagen (maternale Mortalität ca. 25%)
      - **Spätphase**: Verbrauchskoagulopathie, Fibrinolyse, hämorrhagische Diathese,
        multiples Organversagen (maternale Mortalität ca. 85%)

Di   Klinik, Blutgase, EKG, Rö-Thorax (Lungeninfiltrate, Ödem),
      Perfusions-Ventilations-Szinti

Th   - falls sub partu: **Notfallsectio** (kindliche Mortalität ca. 40%)
      - **sofortige Intensiv-Th**: Intubation, O_2-Beatmung (PEEP), ZVK, Flüssigkeitszufuhr
        i.v., Azidoseausgleich, Glukokortikoide, evtl. Herzglykoside, Blutersatz,
        Fibrinogenersatz

F 179   **Schock**

Ät   - **hypovolämisch**: Blutverlust > 500-800ml (z.B. durch Atonie, Verletzungen)
      - **traumatisch**: z.B. vorzeitige Plazentalösung, Uterusruptur, Uterusperforation (⇒
        Vagusdysregulation ⇒ Bradykardie, Gefäßdilatation)
      - **septisch**: Infektion (Harnwegsinfekt, Amnioninfektionssyndrom), invasive
        Maßnahmen ⇒ Eintritt von Bakterien ins Blut (z.B. E. coli, Staph. aureus)

PPh   Mikrozirkulation ↓ ⇒ Gewebshypoxie, metab. Störung ⇒ Kreislaufversagen

Üs	*hypovolämischer, traumatischer Schock*	*septischer Schock*
Kli	Zentralisation, kollabierte Halsvenen, ZVD ↓, *Haut blaß, kalt, feucht*, Durst, Oligurie, Schwindel, selten Arrhythmie	Fieber, Schüttelfrost, *Haut warm, rosa, trocken*, evtl. zyanotisch, Bewußtsein ↓, Hyperventilation, *ZVD* ↓/n/↑
Di	Klinik, RR ↓, Puls ↑, Lab (Hb, Hkt, Gerinnung, Blutgase)	Klinik, RR ↓, Puls ↑, Lab (Gerinnung, Blutgase)
Th	Beine hochlagern, Volumenersatz nach ZVD, O_2-Zufuhr, Dopamin i.v., Plasma und Erys (FFP, EK) ab 1,5l Blutverlust	Antibiotika, Volumen bei ZVD ↓, Dopamin bei ZVD ↑, Azidosekorrektur, evtl. Endotoxin-Ak, evtl. Heparin i.v. (da drohende Verbrauchskoagulopathie)

KOMPLIKATIONEN BEIM NEUGEBORENEN

F 180 **..** ## Frühgeburt (nach 24. SSW, vor 37. SSW)

Vorgehen:
rechtzeitige Verlegung in Perinatalzentrum; bei Schädellage, raschem Geburtsfortschritt und unauffäligem CTG spiegelassistierte Spontangeburt oder Geburt mit digitaler Dehnung des Dammes; Periduralanaesthesie zur besseren Relaxierung des Beckenbodens; bei Lageanomalien, Mehrlingen, pathologischem CTG, protrahiertem Geburtsverlauf oder Amnioninfektion: Sectio

Mehrlingsgeburt

Vorgehen bei Zwillingen:
- *optimaler Zeitpunkt 10-14d vor Termin*
- Modus nach genauer Lagediagnostik, Gewicht, Parität, allgemeinem Zustand
- wenn beide Gemini in Schädellage oder 1.Geminus in SL, 2. in BEL ⇒ Spontangeburt: Geburt des 1.Mehrlings wie bei Einling, dann Lagekontrolle, Amniotomie, Oxytocin, evtl. Wendung, Geburt des 2. Mehrlings </= 20min nach 1.Mehrling, sonst Sectio; postpartal immer Oxytocin (cave: Atonie)
- Sectio bei Frühgeburt, Plazentainsuffizienz, V.a. Amnioninfektionssyndrom, V.a. fetofetales Transfusionssyndr., wenn 1. Geminus nicht in Schädellage oder wenn 2. Geminus in BEL und größer als 1. Geminus
Vorgehen bei Drillingen: immer elektive Sectio, großzügige Ind-Stellung ab 33.SSW, da keine wesentlichen neonatolog. Probleme beim Kind zu erwarten sind.

F 181 ## Störungen der Thermoregulation

Phy Temperaturdifferenz Uterus-Umwelt ca. 15°C (⇒ Kältestress) + abrupter Stop der Glukosezufuhr (geringe Glykogenreserven) ⇒ Einsetzen der autonomen Thermoregulation im "Wärmezentrum" ⇒ Mobilisierung von braunem Fett

PPh Unterkühlung, ungünstige Oberfläche-Körpermasse-Relation, ZNS-Schäden (Hypoxie), Mikrozirkulationsstörung, Stoffwechselstörung (NN-Insuffizienz)

Th nach Geburt gut abtrocknen, warmhalten, Wärmebettchen, evtl. Inkubator

Kardiale Adaptationsstörungen

Phy *Abbruch des Plazentakreislaufs, pulmonaler Druck ↓, Widerstand ↓ ⇒ Start des Lungenkreislaufs, Verschluß der Shunts (Ductus Botalli), Leberdurchblutung ↑*

| PPh | Herzinsuffizienz, Rhythmusstörungen durch Unreife (v.a. pulmonal), ZNS-Schäden, Stoffwechselstörungen, hypoxische Myokardschäden, Herzfehler, persistierende Shunts |
| Th | Kreislaufstabilisierung, O_2-Th, pädiatrische Versorgung, ggf. OP |

F 182 ∎ Atemnotsyndrom des Neugeborenen

Def	Syndrom von Zyanose und Dyspnoe bzw. Tachypnoe beim Neugeborenen
Syn	respiratory distress syndrome (RDS)
Ät	*Unreife, Surfactantmangel, Aspiration, Infektion, Schock, Azidose, Hypoxie, Zwerchfelldefekt, Phrenikuslähmung, ZNS-Schäden, Herzfehler*
Kli	- Zyanose, Dyspnoe, Apnoe, Tachypnoe - evtl. inspiratorischer, exspiratorischer Stridor, Schnappatmung, Periodenatmung, Einziehungen, Nasenflügeln
Th	- Erstmaßnahmen: Freimachen des Nasen-Rachen-Raums durch Absaugen, Anregung der Atmung durch zarte Stimulation, Massage, äußere Reize - evtl. O_2-Insufflation, Maskenbeatmung - bei Persistenz (CO_2 ↑, O_2 ↓, pH ↓, Herzfrequenz ↓, Zyanose): Intubation, Beatmung, Volumensubstitution, evtl. Pufferung je nach BE (Base excess), intensivmedizinische Betreuung - bei zentraler Atemdepression durch Opioide sub partu ggf. antagonisieren (Naloxon)
Pro	Betametason 2x 8mg/24h i.m. an die Mutter bei Frühgeburtsbestrebungen zwischen 25. und < 36. SSW und bei höhergradigen Mehrlingen (Wiederholung alle 10d)

F 183 Reanimation des Neugeborenen

| Ind | - Atemnotsyndrom
- schwere Asphyxie
- APGAR 0-4 |

Vorgehen (nach ABCD-Schema)
- **A** (airways): *Atemwege freimachen (Nasen-Rachen-Raum, Magen absaugen)*
- **B** (breathing): *beatmen (bei Spontanatmung O_2-Insufflation, bei Störungen Maskenbeatmung, bei fehlender Atmung Intubation)*
- **C** (circulation): *Zirkulation wiederherstellen (Herzdruckmassage einen Fingerbreit unter Mamillarlinie, cave Leberruptur)*
- **D** (drugs): *bei Asystolie oder Bradykardie Adrenalin oder Atropin*

Anm   bei schlechter Erholung oder schnell erforderlicher chirurgischer Intervention (Zwerchfellhernie, Hydrocephalus, Omphalocele, Herzfehler) Transport zur Intensiv-Th unter pädiatrischer Leitung nach Stabilisierung (Intubation, Nabelarterien-, bzw. Nabelvenen-Katheter)

F 184 ▪ **Geburtsverletzungen des Neugeborenen**

Fazialisparese
Ät   Schädigung de N. facialis durch Forceps oder Manualhilfe bei BEL-Geburt
Kli   Asymmetrie der Gesichtsmimik, Lidschlußstörung, evtl. Trinkprobleme
Di   Klinik
Th   *Augentropfen (Kornea vor Austrocknen schützen),* Ruhe
Prg   gute Spontanheilung, pädiatrisches Konsil

Plexusparese
Ät   Schädigung des Plexus brachialis durch exzessive Traktion, bei Forceps, Schulterdystokie (Hängenbleiben der Schulter nach Geburt des Kopfes)
Kli   - **obere Plexusparese** (C_5-C_6, Erb-Duchenne): Arm schlaff, Oberarm adduziert, innenrotiert, Unterarm gestreckt, proniert, bei Mitbeteiligung von C_4 Zwerchfellparese mit Dyspnoe
    - **untere Plexusparese** (C_7-C_8, Klumpke): fast alle Finger und Handmuskeln schlaff (Fallhand), kein Greifreflex, bei Mitbeteiligung von Th_1 Miosis, Ptosis, Enophthalmus (Horner-Syndrom)
Di   Klinik
Th   lockere Fixation an Oberbauch für ca. 7d, dann Krankengymnastik, Rehabilitation
Prg   nach 1. Lj. > 90% unauffällig

F 185 ▪

Caput succedaneum (Geburtsgeschwulst)
Def   Blut- und Lymphstauung an der Leitstelle
Ät   v.a. bei Schädellage, vorzeitigem Blasensprung, protrahierter Geburt
Kli   *teigige, ca. 3-4cm dicke Schwellung, Überschreiten der Schädelnahtgrenzen* (da Kopfschwarte betroffen)
Di   Inspektion, Palpation
Th   keine Th erforderlich, spontane Rückbildung innerhalb Stunden bis Tage

subgaleales Hämatom
Ät   Abscherung unter der gesamten Kopfschwarte, v.a. nach Vakuumextraktion
Kli   großes, "schwappendes" Hämatom, evtl. Volumenmangelschock (Blutverlust), DIC
Di   Lokalbefund, Lab
Th   Volumen-, Blutsubstitution, Schock-Pro, Schock-Th, Punktion

Kephalhämatom
Ät   Abscherung des Periosts oder der Galea aponeurotica
Kli   *subperiost., fluktuier. Bluterguß, durch Schädelnähte begrenzt;* bei starker Ausprägung: Anämie, Ikterus ↑
Di   Lokalbefund

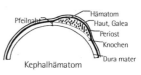

Th   - bei mäßiger Ausprägung keine Th erforderlich, da spontane Resorption
      - bei starker Ausprägung: Fe^{++}-Substitution, Photo-Th (Bilirubin $\downarrow$)
      - in Extremfällen: Punktion (cave Infektion), evtl. Bluttransfusion

F 186 ∎

Schädelfraktur
Form   lineare Fraktur, Impressionsfraktur
Ät   meist vaginale operative Entbindung (Forceps)
Kli   Frakturlinie, ggf. Impression
Di   Palpation, Rö, CT (Ausschluß intrakranieller Blutungen)
Th   - meist keine Th, da gute Spontanheilung, Ruhe
        - bei Impression > 0,5 cm operative Anhebung

Claviculafraktur
Ät   geburtsmechanisch: großes Kind, exzessive Traktion
Kli   meist asymptomatisch, evtl. Schonhaltung, Innenrotation,
        Moro-Reflex einseitig schwächer
Di   Tastbefund ("Stufe")
Th   keine Th erforderlich, gute Prg

Humerusfraktur
Form   *Epiphysenlösung, Diaphysenfraktur*
Ät   schwierige Schulterentwicklung bei BEL
Kli   *Scheinlähmung des Arms bei Diaphysenfraktur, Epiphysenlösung asymptomatisch*
Di   Palpation, Rö (bei Epiphysenlösung Kallusbildung nach einigen Tagen)
Th   Adduktionsschiene oder Streckverband

F 187   # Krampfanfälle des Neugeborenen

Ät   - Hypoglykämie (< 30mg/dl)
        - *Hypokalzämie* (Ca^{2+} < 1,7 mmol/l)
        - *Hypomagnesiämie* (Mg^+ < 0,7 mmol/l)
        - *Hypo- oder Hypernatriämie* (Na^+ < 125 mmol/l, Na^+ > 150mmol/l)
        - Kernikterus
        - hypoxische Hirnschädigung, Hirnblutung, Ödem, Infektion, Drogenentzug (Mutter)
        - angeborene Fehlbildung

Kli   - Apnoen, Muskelhypotonie, feine Zuckungen von Augen, Händen, Zehen
        - gelegentlich klonische, selten generalisierte tonisch-klonische Anfälle oder
          Myoklonien

Di   Klinik, Lab, Schädelsono, EEG

Th   - Ursache beseitigen
        - meist Glukose blind i.v., Ca^{2+}
        - evtl. Phenobarbital, Hydantoin, Diazepam, Pyridoxamin

F 188 ## Frühgeborenes

Def | Neugeborenes mit Geburt nach Abschluß der 24. SSW, vor Abschluß der 37. SSW

Kli | je nach Reifegrad: Dyspnoe, Temperaturregulations-, Blutungs-, Ernährungsstörungen, Kreislaufinstabilität, kardiale Störungen (s. Frühgeburt)

Di | Klinik, Apgar, Lab, Schädelsono (Hirnblutung), Ultraschallkardiographie (= UKG; Herzfehler)

Th | - Ziel: Regulation der unreifebedingten mangelhaften Funktionen
- Surfactantsubstitution, Beatmung, Intensiv-Th

Mangelgeborenes

Def | Neugeborenes mit einem Geburtsgewicht < 10. Perzentile der Normgewichtskurve

Syn | small for date baby, hypotrophes Neugeborenes

Ät | intrauterine Mangelentwicklung (s. dort), z.B. bei Plazentainsuffizienz

Kli | Gewicht nicht Alters- und Reifegrad entsprechend, *geringe Flüssigkeits- und Energiereserven* ⇒ Exsikkose, Unterkühlung

Th | Volumen-, Glukose- und Elektrolytsubstitution, Wärmebettchen, evtl. Sondenernährung bei Trinkschwäche

F 189 . ## Lippen-Kiefer-Gaumenspalte (LKG)

Def | Fehlbildung im Bereich der Oberlippe, evtl. des weichen und/oder harten Gaumens

Kli | ein- oder beidseitige Spalte, seitlich der Mittellinie; Trink-, Schluckstörungen

Th | - Lippenspalte, Spalte des weichen Gaumens: operative Korrektur < 3. Lebensmonat
- Spalte des harten Gaumens: operative Korrektur > 3.-4. Lj.
- Trinkhilfe, Gaumenplatte

Choanalatresie

Def | ossärer oder membranöser Verschluß der hinteren Nasenöffnung

Kli | Atemnot, v.a. bei Trinken (Säugling atmet anfangs fast ausschließlich durch Nase)

Di | Klinik, Sondierungsversuch

Th | rasche operative Korrektur

Ösophagusatresie

Def   Verschluß des Ösophagus

Epi   *in 90% kombiniert mit Ösophagotrachealfistel*, häufig mit anderen Fehlbildungen

Ät   durch exogene Faktoren gestörte ösophagotracheale Differenzierung

Kli   - präpartal: Polyhydramnion, sonografisch Magen nur in 20% nicht darstellbar
       - *postpartal: Schluckstörungen, Hypersalivation, Nahrungsregurgitation, Atemstörungen, heftiger Husten, Aspirations- und Pneumoniegefahr*

Di   Klinik, Sondierung, evtl. Ösophagoskopie

Th   Verlegung in Kinderchirurgie, sofortige OP

F 190 . **Weitere Fehlbildungen (Auswahl)**

- Polydaktylie: > je 10 Zehen- oder Fingerstrahlen
- Syndaktylie: miteinander verwachsene Zehen-, bzw. Fingerstrahlen
- Fußdeformitäten: z.B. Klumpfuß, Hackenfuß, Spitzfuß
- Phokomelie: rudimentäre Ausbildung der Extremitäten
- Hüftgelenksdysplasie: mangelhafte Reife des Hüftgelenkes (Abspreizhemmung)
- Nävi, Hämangiome: Fehlbildungen der Haut
- *Hydrocephalus: Ausweitung der Liquorräume mit intrakranieller Drucksteigerung, Makrozephalie (Th Druckentlastung durch Shunt)*
- Anencephalus: Fehlen der Schädeldecke und des Großhirns
- Mikrocephalus: sehr kleiner Kopf (Urs meist zerebrale Fehlbildung)
- Encephalocele: Verlagerung von Gehirn und Meningen durch eine Schädellücke nach außen (Th sofortige operative Versorgung)
- Meningocele, Myelocele: Verlagerung von Meningen bzw. Rückenmark durch eine spaltartige WS-Deformierung nach außen (je nach Ausprägung leichte bis komplette Paresen; Th sofortige operative Versorgung)
- Omphalocele: Verlagerung von Bauchinhalt nach außen in Bruchsack am Nabel (Th sofortige operative Versorgung)
- Ureterabgangsstenose mit Stauungsniere (Th perkutane Pyelostomie, operative Korrektur, ggf. Nephrektomie)
- Zystenniere (meist funktionslos)
- Blasenekstrophie (Spaltblase): Fehlbildung der vorderen Blasenwand und der Bauchwand mit Freiliegen der hinteren Blasenwand und des Trigonum vesicae

LERNLISTE, GEBURTSKOMPLIKATIONEN

Hypotone, normotone Wehenschwäche, Def, Ät, Di, Ko, Th
Hypertone Wehenschwäche, Def, PPh, Kli, Di, Th
uterine Hyperaktivität, Def, PPh, Ko, Di, Th
diskoordinierte Wehenstörung, Ko
Haltungs- und Einstellungsanomalien, Def, Form, Di, Ko, hintere
Hinterhauptslage, Vorderhauptslage, Stirnlage, Gesichtslage, hoher Geradstand,
tiefer Querstand
Beckenendlage, Form, Ät, PPh, Di, äußere Wendung, Sectio, **vaginale
Entbindung**, Vor, zwei Phasen, Entbindung, Methode n. Bracht, klassische
Armlösung, Methode n. Veit-Smellie, absolute KI, Ko
Querlage, Ät, Epi, Di, Ko, Vorgehen, Cave
Mißverhältnis, Def, Ät, Ko, Di, Th
**Geburtsrisiken bei mütterlichen Fehlbildungen, Tumoren, und Z.n.
Operationen**, Fehlbildungen, Tumoren, Operationen
Regelwidrige Geburtsdauer, verkürzte Geburtsdauer, Ko, **protrahierte
Geburtsdauer, Geburtsstillstand**, Ko, Anm
Nabelschnurkomplikationen, Form, Kli, Di, Th
Intrauterine Hypoxie, PPh, Ko, Di, Th
Plazentalösungsstörungen, Def, Form, Kli, Th
Partielle Plazentaretention, Kli, Di, Th
Atonische Blutung, Ät, Kli, Di, Th, Pro
Uterusruptur, Form, Pg, Ät, Kli, DD, Th
Symphysendehnung, Ät, Kli, Di, Th, Pro
Geburtsverletzungen der Mutter, Form, Ät, Kli, Ko, Di, DD, Th, Cave
Fruchtwasserembolie, Def, Pg, Kli (Frühphase), Kli (Spätphase), Di, Th
Schock, Ät, PPh, Kli, Di, Th
Frühgeburt, Vorgehen
Mehrlingsgeburt, Vorgehen bei Zwillingen, Vorgehen bei Drillingen
Störungen der Thermoregulation, Phy, PPh, Th
Kardiale Adaptationsstörungen, Phy, PPh, Th
Atemnotsyndrom des Neugeborenen, Def, Syn, Ät, Kli, Th, Pro
Reanimation des Neugeborenen, Ind, Vorgehen (ABCD-Regel), Anm
Geburtsverletzungen des Neugeborenen
Fazialisparese, Ät, Kli, Di, Th, Prg
Plexusparese, Ät, Kli, Di, Th, Prg
Caput succedaneum, Def, Ät, Kli, Di, Th
subgaleales Hämatom, Ät, Kli, Di, Th
Kephalhämatom, Ät, Kli, Di, Th
Schädelfraktur, Form, Ät, Kli, Di, Th
Claviculafraktur, Ät, Kli, Di, Th
Humerusfraktur, Form, Ät, Kli, Di, Th
Krampfanfälle des Neugeborenen, Ät, Kli, Di, Th
Frühgeborenes, Def, Kli, Di, Th

Mangelgeborenes, Def, Syn, Ät, Kli, Th
Lippen-Kiefer-Gaumenspalte, Def, Kli, Th
Choanalatresie, Def, Kli, Di, Th
Ösophagusatresie, Def, Epi, Ät, Kli, Di, Th
Weitere Fehlbildungen (Auswahl), Polydaktylie, Syndaktylie, Fußdeformitäten, Phokomelie, Hüftgelenksdysplasie, Nävi, Hämangiome, Hydrocephalus, Anencephalus, Mikrocephalus, Encephalocele, Meningocele, Myelocele, Omphalocele, Ureterabgangsstenose, Zystenniere, Blasenekstrophie

FRAGEN, GEBURTSKOMPLIKATIONEN

158.)   Welche Ursachen einer sekundär hypotonen Wehenschwäche kennen Sie? (2)
159.)   Nennen Sie die Ursache einer hypertonen Wehenschwäche. (1)
160.)   Welche Ursachen einer uterinen Hyperaktivität kennen Sie? (4)
161.)   Nennen Sie verschiedene Haltungs- und Einstellungsanomalien. (8)
162.)   Nennen Sie jeweils die Leitstelle bei einer Geburt aus hinterer Hinterhauptslage, Vorderhauptslage, Stirnlage und Gesichtslage. (4)
163.)   Welche therapeutischen Möglichkeiten für eine Geburt bestehen bei einem tiefen Querstand? (3)
164.)   Welche Formen der Beckenendlage werden unterschieden und wie häufig sind diese jeweils? (6)
165.)   Erläutern Sie die Methode nach Bracht zur vaginalen Entbindung bei Beckenendlage. (4)
166.)   Wann und wie kann bei einer Querlage der Versuch einer äußeren Wendung vorgenommen werden? (3)
167.)   Grenzen Sie die Begriffe relatives und absolutes Mißverhältnis gegeneinander ab. (4)
168.)   Grenzen Sie die Begriffe relatives und absolutes Mißverhältnis gegeneinander ab. (4)
169.)   Was verstehen sie unter einer regelhaften Geburtsdauer? (1)
170.)   Welche Nabelschnurkomplikationen kennen Sie? (5)
171.)   Beschreiben Sie die geburtshilflichen Maßnahmen bei Vorliegen der Nabelschnur. (5)
172.)   Welche Komplikationen drohen bei einem intrauterinen Sauerstoffmangel? (2)
173.)   Erläutern Sie den Begriff Plazenta incarcerata. (4)
174.)   Nennen Sie Ursachen einer atonischen Blutung. (6)
175.)   Wie kann es zu einer Uterusruptur kommen? (2)
176.)   Wie behandeln Sie eine postpartal aufgetretene Symphysendehnung? (4)
177.)   Worauf ist bei der Versorgung eines Klitorisrisses insbesondere zu achten? (1)
178.)   Wie kann, aus pathophysiologischer Sicht, eine Embolie von Fruchtwasser zu einem Schock führen? (5)
179.)   Nennen Sie die drei Schockformen, die peripartal auftreten können, und beschreiben Sie jeweils das klinische Bild von Haut und zentralem Venendruck. (9)

180.) Wann ist bei einer Mehrlingsschwangerschaft der optimale Zeitpunkt für eine Geburt? (1)

181.) Skizzieren Sie kurz die Umstellungen des fetalen Kreislaufs kurz nach der Geburt. (6)

182.) Nennen Sie mindestens zehn mögliche Ursachen eines Atemnotsyndroms. (10)

183.) Erläutern Sie das Vorgehen bei der Reanimation eines Neugeborenen nach der sog. ABCD-Regel. (8)

184.) Woran muß bei der Behandlung der Fazialisparese eines Neugeborenen unbedingt gedacht werden und warum? (2)

185.) Beschreiben Sie die Schwellung bei einem Caput succedaneum und bei einem Kephalhämatom. (6)

186.) Welche Humerusfrakturformen, die während der Geburt auftreten können, kennen Sie und wie sind diese durch ihre Symptomatik unterscheidbar? (4)

187.) Welche Elektrolytveränderungen im Serum des Neugeborenen können zu Krampfanfällen führen? (4)

188.) Warum ist ein Mangelgeborenes besonders durch Exsikkose und Unterkühlung gefährdet? (2)

189.) Warum ist ein Mangelgeborenes besonders durch Exsikkose und Unterkühlung gefährdet? (2)

190.) Was ist ein Hydrocephalus, wie äußert er sich klinisch und wie kann er behandelt werden? (4)

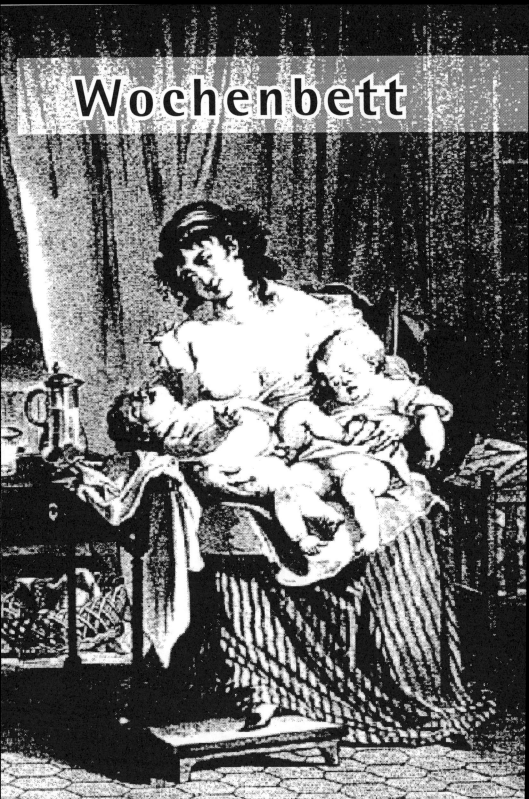

Wochenbett

A.-F. Sergent-Marceau (um 1800)
Die glückliche Mutter

Wochenbett

F 191 ∎ Wochenbett

Def   Zeitraum (ca. 6 Wo) von der Entbindung bis zur Rückbildung der physischen und psychischen Veränderungen durch Schwangerschaft und Geburt (= Puerperium)

genitale Veränderungen:
- allgemein: Rückgang der Auflockerungen, Gewebsabbau
- Uterus: Rückbildung durch Gewebsabbau, Kontraktionen (subjektiv als sog. Nachwehen empfunden), gefördert durch Stillen (Oxytocin), körperliche Bewegung und regelmäßige Entleerung von Blase und Darm
- Tonisierung der Damm- und Beckenbodenmuskulatur ↑
- tonogene Dilatation des harnableitenden Systems ↓

extragenitale Veränderungen:
- allgemein: Normalisierung des kolloidosmotischen Drucks, Wasserbindungsfähigkeit des Gewebes ↓ ⇒ Abnahme der Ödeme
- physiologische Herzhypertrophie ↓, Normalisierung der Herzlage, HMV ↓
- Normalisierung des Zwerchfellstandes ⇒ bessere Lungenbelüftung
- Muskelspannung des Darms ↑ ⇒ Obstipation ↓
- *Normalisierung der Blutparameter (Hb ↑, Leukos ↓, BSG ↓)*
- Rückgang der Hautpigmentierung
- endokrin: akuter Ausfall der plazentaren Hormonproduktion mit Sturz der Spiegel von Östrogen, Progesteron und einem Anstieg von Prolaktin ⇒ Milchbildung
- psychische Veränderungen, gelegentl. depressive Verstimmung (horm. Umstellung)

F 192 ∎

Wochenbettgymnastik:
- *Restitution und Retonisierung von Bauchwand und Beckenmuskulatur*
- *Festigung bindegewebiger Strukturen*
- *Vermeidung von Folgeschäden (z. B. Gebärmuttersenkung, Zystozele, Rektozele)*

Harnentleerung, Darmentleerung
- vermehrte Urinbildung im Frühwochenbett (Ausscheidung der SS-bedingten Wassereinlagerungen), Störungen durch geburtsbedingte Verletzungen, ggf. Restharnbestimmung, Katheterisierung, cave Harnwegsinfekt
- bei Wochenbettobstipation ab 3. Tag viel Flüssigkeit, Leinsamen, Weizenkleie

Hygiene: kein Vollbad, sondern Dusche, bzw. Sitzbad; Hände nach Kontakt zur Genitalregion oder Wochenfluß desinfizieren

Vorsorge
- Anti-D-Pro bei rh-negativer Mutter und Rh-positivem Kind innerhalb 72h pp. (Kontrolle durch indirekten Coombs-Test nach 24h, ggf. Pro wiederholen)
- Röteln-Pro: Seronegative jetzt aktiv impfen
- Thromboseprophylaxe: rasche Mobilisierung, evtl. Anti-Thrombose-Strümpfe, ggf. low-dose-Heparinisierung (bei Sectio obligat)
- ggf. orale Fe^{2+}-Substitution und bei stillenden Müttern Jodidgabe fortsetzen
- antikonzeptive Beratung

F 193 **..** **Lochien (Wochenfluß)**

Def physiolog., infektiöser Fluor für ca. 6 Wo post partum aus Wund- und Zervixsekret

Üs

Lochien	Dauer (pp.)	Hauptbestandteile
Lochia rubra (rot)	1. Wo	Blut, Eihautreste, Dezidua
Lochia fusca. (bräunlich)	1.-2. Wo	seröse Wundsekrete, wenig Blut
Lochia flava (gelblich)	2.-3. Wo	Leukos, Bakterien, Zelldetritus
Lochia alba (grauweiß)	3.-4. Wo	Schleimhautsekret nach Epithelialisierung

Üs

Zeitpunkt	Fundusstand
pp.	zwischen Nabel und Symphyse
1 d pp.	Nabelhöhe
1 Wo pp.	2 Querfinger über Symphyse
10 d pp.	äußerlich nicht mehr tastbar

1. Tag pp
1. Wo. pp

Fundusstand post partum

Cave - Infektion des Cavum uteri ⇒ Fundusstand und kontinuierlichen Lochialfluß kontrollieren!
- hoher Fundusstand bei voller Blase und schlechter Rückbildung

F 194 **..** **Laktation**

Phy **Steuerung des Laktationsbeginns:**
- *hormonell: plazentare Hormonproduktion pp. ↓↓, Östrogen ↓↓, Progesteron ↓↓ (hypophysäre Hemmung ↓) ⇒ Prolaktin ↑ ⇒ Laktationsbeginn*
- *später neurogen: Saugreiz ⇒ Oxytocinausschüttung im HHL ⇒ Sekretion ↑*

Milcheinschuß:
- am 2.-4. d pp. steigt das Brustvolumen, evtl. mit Spannungsschmerz, Fieber
- Voraussetzung einer ergiebigen Milchneubildung ist die Entleerung der Brust und der Saugreiz an der Brustwarze, optimal sog. "feeding on demand"; feste Stillzeiten sind obsolet.
- bei Frühgeborenen bzw. anatomisch bedingten Stillschwierigkeiten Abpumpen der Milch zur Aufrechterhaltung der Laktation

Kolostrum (ca. bis 4./6. d pp.):
- sog. Vormilch; gelblich (Karotin), trübserös
- 2,3g/dl Protein, 0,35g/dl Mineralstoffe, 1,9g/dl Fett, 50kcal/dl Energiegehalt
- hoher Gehalt an sekretorischem IgA
- enthält sog. Kolostrumkörperchen (Ansammlung fetthaltiger Leukozyten)

transitorische **Muttermilch** (ca. bis 14.d pp.):
- sog. Übergangsmilch
- kontinuierliche Änderung der Zusammensetzung

F 195 ▪▪

reife Muttermilch (ab 2 Wo pp.):
- 3,8 g/dl Protein, 7 g/dl Kohlenhydrate, 4,5 g/dl Fett
- *enthält Immunglobulin, unspezif. Abwehrfaktoren* (Lysozym, Makrophagen, hoher Laktosegehalt ⇒ schützende Bifidusflora im Darm), *Hormone, Vitamine, milchfremde Bestandteile* (Medikamente, Chemikalien, Alkohol, Nikotin ⇒ evtl. Gefährdung des Kindes) und Erreger (CMV, HBV, HIV, TBC)

Stillen:
- Hygiene: Hände vor dem Stillen waschen, saubere Stilleinlagen, mit Salbe Brustwarzen pflegen, Rhagaden vermeiden (Erregereintrittspforten)
- Technik: im Sitzen oder in Seitenlage, Kopf des Kindes von unten an die Brustwarze heranführen, Nasenatmung während des Saugens ermöglichen, an beide Brüste nacheinanderr anlegen, zuerst angelegte Brust jeweils wechseln; nicht länger als 5 Minuten pro Seite während der ersten 3 Tage (Mastitis-Pro)
Bedeutung des Stillens:
- fürs Kind (sog. Stillkind): Allergie ↓, Infektanfälligkeit ↓, günstige Zusammensetzung der Nahrung (Vitamin und Fettversorgung, auch hinsichtlich der Anforderungen der Verdauungsleistung), intensiver Körperkontakt (günstige psychische Entwicklung, Förderung einer guten Mutter-Kind-Beziehung), optimale Temperatur und Hygiene
- für Mutter: Förderung der Rückbildungsvorgänge pp., Intensivierung der Mutter-Kind-Beziehung, Hilfe zur Bewältigung der neuen Rolle

F 196 ▪

Abstillen

Def
- **primäres Abstillen**: Verhindern des postpartalen Milcheinschusses
- **sekundäres Abstillen**: Übergang von der Brusternährung zu anderen Ernährungsformen beim Säugling

Ind
- kindlich: Lippen-Kiefer-Gaumenspalte, evtl. bei Herzfehlern, OP
- maternal: Infektionen (TBC, HIV, Hepatitis C; bei Hepatitis B nach simultaner Aktiv- und Passivimpfung des Neugeborenen Stillen möglich), Thrombose, Embolie, schwere Allgemeinerkrankung, Th mit Kind-schädigenden Medikamenten (z.B. Sedativa, Zytostatika), ggf. bei Stillhindernissen, wie Hohlwarzen, Flachwarzen, Rhagaden, Z.n. Mamma-OP, Z.n. totem Kind

Vorgehen
- primäres Abstillen: Gabe eines Prolaktinhemmers (Bromocriptin)
- sekundäres Abstillen: über längeren Zeitraum weniger anlegen, kalte Umschläge, Brüste hochbinden, Trinkmenge der Mutter reduzieren
- rasches sekundäres Abstillen: Bromcriptin-Gabe und Flüssigkeitsrestriktion (z.B. bei Mastitis)

Anm
möglichst nicht vor dem 3. Lebensmonat abstillen!

F 197 ·· **Lochiometra**

Syn Stauung der Lochien im Uterus

Ät - unzureichende Uteruskontraktionen bei Multiparae, Mehrlingsschwangerschaft, Z.n. Sectio
- Verlegung des Zervikalkanals, Hyperanteflexio uteri, Überfüllung von Rectum und/oder Harnblase, unzureichend dilatierter Zervixkanal nach primärer Sectio caesarea (deshalb bei Sectio Zervix dilatieren!)

Kli - *verzögerte Uterusrückbildung, Fundusstand nicht zeitgerecht, Uterus weich und groß, evtl. druckschmerzhaft*
- kein oder nur geringer, stark riechender Wochenfluß
- evtl. Fieber

Di Palpation, vaginale Untersuchung, Sono

Th Uterotonika, Spasmolytika, ggf. Zervixdilatation

Pro - viel Bewegung, gezielte Gymnastik
- Stillen
- regelmäßige Entleerung von Blase und Darm

F 198 ·· **Endometritis puerperalis**

Pg Infektion der Plazentahaftstelle (mit Dezidua), evtl. Lochiometra
⇒ evtl. Übergreifen der Infektion auf Myometrium, Tuben und Ovar

Kli - verzögerte Uterusrückbildung, Uterus druckschmerzhaft
- subfebrile Temperatur
- Lochien foetide, vermehrt, blutig

Ko - **Endomyometritis:** verzögerte Uterusrückbildung, Uterus druckschmerzhaft, hohes Fieber, evtl. sehr starke Blutungen (gewebsgebundene Hyperfibrinolyse)
- **Salpingitis, Adnexitis:** zusätzlich Schmerzen der betroffenen inneren Genitale, Extremfall Peritonitis
- **Puerperalsepsis:** zusätzlich hohes intermittierendes Fieber, Tachykardie, Tachypnoe, evtl. Schock

Di Palpation, vaginale Untersuchung, Sono, Labor

Th Oxytocin, Antibiotika i.v. (z.B. Ampicillin), Fiebersenkung, Eisblase

Pro - *viel Bewegung, Wochenbettgymnastik*
- *regelmäßige Entleerung von Darm und Blase*

F 199 . **Postpartale Blutungen**

Ät   Geburtsverletzungen, Plazentareste in utero, Atonie, Gerinnungsstörungen

Di   Palpation, Spekulumuntersuchung, Sono, Lab (BB, Gerinnung)

Th   - Geburtsverletzungen: Naht, Sekundärnaht
          - *Plazentareste in utero: Nachkürettage, Oxytocin, Eisblase*
          - Atonie: Oxytocin, ggf. Volumensubstitution

Sheehan-Syndrom

Def   postpartale ischämische Nekrose der Hypophyse

Ät   starke Blutverluste sub partu oder im Wochenbett, Thrombose d. hypophys. Venen

Kli   HVL-Insuffizienz: Amenorrhoe, Libido ↓, Sekundärbehaarung ↓, Agalaktie
          (Prolaktin-Mangel), evtl. Kli von Hypothyreose, Hypokortisolismus; hypotrophische,
          atrophische Genitale

Di   Klinik, Lab (LH ↓, FSH ↓ bzw. azyklisch, Östrogene ↓, TSH ↓, ACTH ↓, hGH ↓, kein
          Anstieg der HVL-Hormone auf Gabe der Releasinghormone), Histo (atrophisches
          Endometrium)

Th   Substitution der peripheren Hormone

F 200 . **Wochenbettpsychose**

Def   psychische Störungen während des Puerperiums

Ät   - depressive Reaktion v.a. hormonell bedingt, am 2.-6. d pp., Generationspsychose
          - organische Psychose bei organischen Hirnprozessen (Sinusthrombose, Eklampsie)
          - Manifestation einer endogenen Psychose durch kritische Belastung

Kli   - *Unruhe, Angst, Ratlosigkeit, depressive Zustände*
          - *mehrphasige Melancholien*
          - *Wahnerscheinungen, Stimmungslabilität*

Di   Anamnese, Klinik

Th   je nach Symptomatik Psychopharmaka, Psychotherapie

Pro   engmaschige Betreuung der Wöchnerin bereits in der Klinik, später zuhause, um
          das Entstehen von Angst- und Schuldgefühlen zu vermeiden

F 201 . **Agalaktie, Hypogalaktie**

Def   fehlende oder verminderte Milchsekretion während der Stillzeit

Ät   - Fehlanlage der Mamma bzw. Mamillen
        - psychisch: Stress, Versagensängste, Erkrankungen
        - Trinkschwäche des Säuglings, Frühgeborenes

Th   - psychische Beratung, Ruhe, Änderung des häuslichen Umfelds
        - *milchflußanregende Maßnahmen: reichlich Flüssigkeitszufuhr (Tees), häufiges Anlegen bzw. Abpumpen, ggf. Oxytocin-Nasenspray* (⇒ Kontraktion der Milchgänge)
        - Ausgleich anatomischer Ursachen (z.B Flachwarzen), z.b. durch Abpumpen, Aufsetzen von Brustwarzenhütchen

Hypergalaktie

Def   verstärkte Milchsekretion während der Stillzeit

PPh   Synthese > Bedarf, Gefahr von Milchstau und Mastitis

Th   - Flüssigkeitszufuhr ↓, kühlende und schmerzstillende Umschläge
        - trotz Überproduktion Brust leertrinken lassen oder Abpumpen zur Mastitis-Pro
        - evtl. niedrige, individuell dosierte Bromocriptingabe

F 202 .. **Milchstauung**

Def   Verhaltung der produzierten Milch im Brustdrüsen- und Gangsystem

Syn   Galaktostase

Ät   *Abflußbehinderung, unzureichende Entleerung*

Kli   schmerzhaft-gespannte Brust

Ko   Mastitis (s. unten), Zystenbildung

Th   - Oxytocin-Nasenspray
        - warme Umschläge, heiß duschen
        - ggf. abpumpen, mechanisch ausstreichen oder ausdrücken

Mastitis puerperalis

Def   Brustentzündung der stillenden Mutter

Err   v.a. Staphylococcus aureus, auch Streptokokken, Proteus, Coli (v.a. Keime aus
       kindl. Nasen-Rachen-Raum)

Ät   mangelnde Hygiene, Milchstau, Rhagaden (Ausbreitung lymphogen ⇒
       interstitielle Mastitis oder selten hämatogen, kanalikulär ⇒ parenchymatöse M.)

F 203 ••

Epi   Auftreten in 80% einseitig, meist zwischen 8. und 12. Tag pp.

Kli   - initial: Schmerzen, Fieber, Rötung, Schwellung, evtl. Verhärtung, Lymphadenitis
       - fortgeschrittene Mastitis: ausgedehnte Infiltration, massive Rötung, deutliche
         Knoten, bei Abszedierung zentrale Fluktuation, hohes Fieber mit ausgeprägtem
         Krankheitsgefühl

Di   Lokalbefund, Palpation, evtl. Sono (Einschmelzung)

Th   - *beginnende Mastitis: Milch der kranken Brust abpumpen, verwerfen, an gesunder
         Brust weiterstillen (außer Temperatur > 40°C), Flüssigkeitsrestriktion, Analgetika,
         Antipyretika (z.B. Paracetamol) kühlende, lokal desinfizierende Umschläge
         (Alkohol, Rivanol®-Lösung), Verhärtungen ausstreifen, ggf. Bromocriptin*
       - fortgeschrittene Mastitis: Abstillen, Antiphlogistika, Antibiotika,
         Rivanol®-Umschläge
       - bei Abszessbildung: Einschmelzung fördern (Rotlicht), Inzision, Lascheneinlage,
         Spültherapie

Pro   - Brust leertrinken lassen, sorgfältige Hygiene
       - Hinweis an Mutter, bei ersten Stauungszeichen mit Rötung und Schmerzen Arzt
         oder Hebamme aufzusuchen

LERNLISTE, WOCHENBETT

Wochenbett, Def, genitale Veränderungen, extragenitale Veränderungen, Wochenbettgymnastik, Harnentleerung, Darmentleerung, Hygiene, Vorsorge
Lochien (Wochenfluß), Def, Üs Lochien - Dauer - Hauptbestandteile, Üs Zeitpunkt - Fundusstand, Cave
Laktation, Steuerung des Laktationsbeginns, Milcheinschuß, Kolostrum, transitorische Muttermilch, reife Muttermilch, Stillen, Bedeutung des Stillens
Abstillen, Def, Ind, Vorgehen, Anm
Lochiometra, Syn, Ät, Kli, Di, Th, Pro
Endometritis puerperalis, Pg, Kli, Ko, Di, Th, Pro
Postpartale Blutungen, Ät, Di, Th
Sheehan-Syndrom, Def, Ät, Kli, Di, Th
Wochenbettpsychose, Def, Ät, Kli, Di, Th, Pro
Agalaktie, Hypogalaktie, Def, Ät, Th
Hypergalaktie, Def, PPh, Th
Milchstauung, Def, Syn, Ät, Ko, Th
Mastitis puerperalis, Def, Err, Ät, Epi, Kli, Di, Th, Pro

FRAGEN, WOCHENBETT

191.) Nennen Sie drei wesentliche Blutparameter der Wöchnerin, die sich postpartal ändern. (3)
192.) Welche Ziele verfolgt die Wochenbettgymnastik? (5)
193.) Benennen Sie die verschiedenen Formen des Wochenflusses und beschreiben Sie diese. (8)
194.) Wie kommt es physiologischerweise zum Milcheinschuß? (6)
195.) Welche Bestandteile sind u.a. in der Muttermilch enthalten? (8)
196.) Wie lange sollte der Säugling möglichst mit der Muttermilch ernährt werden? (1)
197.) Was tasten Sie bei einem Lochialverhalt? (4)
198.) Wie kann eine puerperale Endometritis u.U. vermieden werden? (4)
199.) Wie therapieren Sie postpartale Blutungen, die durch Plazentareste in utero hervorgerufen werden? (3)
200.) Wie können sich Wochenbettpsychosen klinisch äußern? (6)
201.) Welche milchflußanregenden Maßnahmen kennen Sie? (3)
202.) Wie kann es zu einer Milchstauung kommen? (2)
203.) Wie sollte bei einer beginnenden Mastitis therapeutisch vorgegangen werden? (8)

Entzündungen

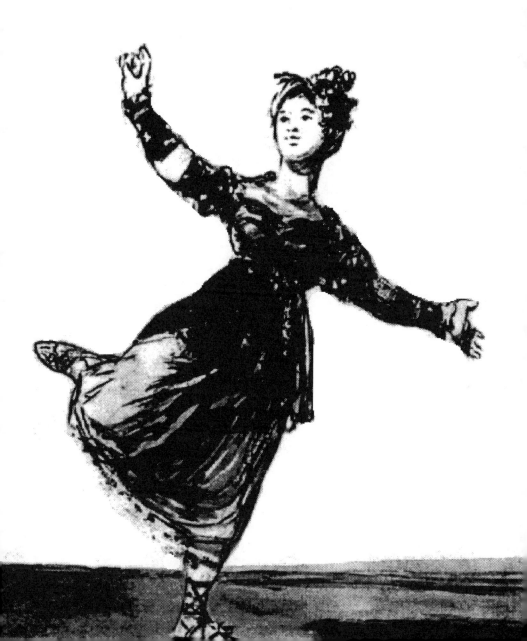

Francisco de Goya (1746 - 1828)
Vorsicht bei diesem Schritt

Entzündungen

F 204 •• Fluor genitalis

Def   Ausfluß aus dem Bereich der äußeren weiblichen Geschlechtsteile

PPh   Östrogenmangel (weniger Vaginalepithel), Alkalisierung des Schleims durch zervikale Hypersekretion (Schwangerschaft) oder Vernichtung der Döderleinbakterien (Antibiotika, Spülungen, Intimsprays) ⇒ Störung des Säureschutzes der Scheide ⇒ Infektanfälligkeit des unteren Genitaltraktes ↑

Ät   **vaginaler Fluor:**
- *Transsudationsfluor: sexuelle Erregung, Gravidität, neurovegetativ*
- *Desquamationsfluor: bei Östrogenüberproduktion bzw. -überdosierung*
- *Östrogenmangelfluor: Kinder, Postmenopause, Senium*
- *entzündlich: s. Kolpitis*
- *chemisch-irritativ: Spülungen, Desinfektionsmittel*

zervikaler Fluor:
- *organisch: Portioektopie, Zervixpolyp, Zervix-Ca*
- *entzündlich: Gonorrhoe (!), Endozervizitis*
- *psychisch*

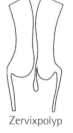
Zervixpolyp

Di   Anamnese, Klinik (Menge, Konsistenz, Farbe, Geruch, Entstehungsort), Nativpräparat (Aufschwemmung des Sekrets in Na^+Cl^-, Err-Nachw, Leukos), evtl. Kultur

F 205 ••

Besonderheiten beim Kind:
- Leukorrhoe (Weißfluß) bei Neugeborenen
- *physiologischer Hormonmangel ⇒ Infektanfälligkeit ↑* (z.B. Gonorrhoe, bakterieller Schmierinfekt)
- bei Kindern immer an *mechanische Verletzungen* und *Fremdkörper* denken!

Besonderheiten im Alter:
- *Infektanfälligkeit durch physiologischen Hormonmangel*
- *senile, atrophische Scheidenentzündungen*
- *bei blutigem Ausfluß immer an Tumoren denken!*

Th   kausal!
- Östrogendefizite ausgleichen (möglichst lokale Th); Milchsäuregaben (Milieu!)
- Ektopien: Ätzung mit Argentum nitricum, Elektrokoagulation oder Konisation
- Entzündungen dem Befund und Erreger entsprechend behandeln
- Transsudationsfluor: adstringierende Th (z.B. Albothyl)

Anm
- Fluor ist sehr häufig (ca. 30%) und nur dann behandlungsbedürftig, wenn die Frau darunter leidet, bzw. wenn entzündliche oder andere ernsthafte Ursachen vorliegen.
- bei nicht eindeutiger Di oder Unwirksamkeit einer Th des zervikalen oder vaginalen Fluors, unbedingt Ausschluß eines Korpuskarzinoms mittels Abrasio

F 206 ·· **Vulvitis**

Ät — *exogen: Hygiene; mechanische, chemische und thermische Irritationen*
— *endogen: Hormonmangel, Diabetes, Lebererkrankungen*
— *deszendierend: Infektion, Fluor cervicalis/vaginalis, Inkontinenzurin*
— *direkte Infektion: Candida, Trichomonaden, Oxyuren, Bakterien, HSV*

Kli Vulva gerötet, evtl. ekzematös verändert, nässend (akut) o. trocken (chronisch),
Pruritus (v.a. bei Mykose), Schmerzen beim Gehen, bei Miktion und Kohabitation

Th — kausal: Antibiotika, Diabeteseinstellung, Meidung exogener Irritationen
— symptomatisch: Kamillen-Sitzbäder, evtl. Kortikosteroidsalben

Bartholinitis

Pg — sekundäre Infektion einer Bartholinischen Zyste
— primäre Infektion des Ausführungsgangs

Kli meist einseitige schmerzhafte Rötung, im dorsalen
Bereich der großen Labien

Err Gonokokken (Kultur!), Staphylokokken

Th Inzision, bei reifem Abszeß Marsupialisation (nach Inzision der Zyste wird der
Zystenbalg mit der äußeren Haut vernäht); nur Antibiotika, falls Go positiv

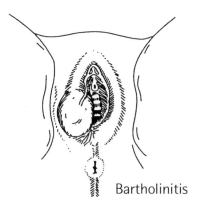

Bartholinitis

F 207 **..** **Kolpitis**

Syn   Scheidenentzündung

Pg   Keime in der Vagina sind per se nicht pathologisch. Zur Infektion kommt es, wenn
       die physiologischen Abwehrmechanismen (pH, Schleimpfropf) durchbrochen
       werden, bei Stress, Abwehrschwäche, Geburt, Menstruation, Östrogenmangel.

Üs

Err	Kli (Leitsymptom ist der Fluor vaginalis)
Haemophilus vaginalis (= Gardnerella)	farbloser, wäßriger Fluor, fischartiger Geruch, verstärkt im sog. Amintest (Kalilauge K^+OH^- auf Präparat) und bei Spermakontakt; häufigste Kolpitis (60%)
E. coli, Enterobakter	fötider Fluor
Staphylo-, Streptokokken	eitriger, fötider Fluor
Trichomonas vaginalis (= begeißeltes Protozoon)	schaumiger, weißgelblich, übelriechender Fluor; häufig Brennen oder Pruritus
Candida albicans	salbenartiger, weißlicher, geruchloser Fluor; Pruritus; häufig, v.a. in der Schwangerschaft (30%)
Herpes simplex	vesikulöse Entz., Pruritus, Schmerzen im Introitus

F 208 **..**

Di   - Anamnese (Vita sexualis, Spülungen)
       - Erfassung anderer Krankheiten (Ca, Östrogenmangel, Diabetes)
       - Erregernachweis (Nativpräparat, Gram-Färbung, Kultur)

Th   bei den v.a. sexuell übertragbaren Infekten (Aminkolpitis, Trichomonaden, Pilze) ist
       eine Mitbehandlung des Partners notwendig!

Aminkolpitis (Gardnerella)	*Metronidazol*
Trichomonadenkolpitis	Metronidazol
Candidakolpitis	*Nystatin, Clotrimazol, Miconazol*
Herpes simplex	*Acyclovir*; bakt. Sekundärinf. behandeln
E. coli, Staph./Streptok.	lokal antibiotisch oder Sulfonamide
Kolpitis senilis	*östrogenhaltige Cremes; orale Hormonsubst.*

Cave   wegen Zerstörung der Döderlein-Flora durch Antibiotika und der Gefahr einer
       erneuten Infektion ⇒ als Zusatztherapie oder Nachbehandlung Gabe von:
       - Milchsäurestäbchen (saurer pH)
       - Vagiflor-Tabl. (enthalten Döderlein-Bakterien)

F 209 •• **Endometritis**

Def   Entzündung des Endometriums, die bei längerem Bestehen auch die Basalis miterfaßt und damit die menstruelle Abstoßung überdauert.

Pg

aszendierend	z.B. bei Östrogenmangel oder Spirale (am häufigsten)
deszendierend	bei Salpingitis
hämatogen	Tbc
Disposition	Z.n. Menstruation, Geburt, Abort, intrauterinem Eingriff

Kli   Meno-Metrorrhagien, evtl. Fieber

Ko   *Pyometra: Stauung von eitrigem Sekret im Uterus nach Verklebung des Zervikalkanals*

Di   Abrasio und Zytologie zum Ausschluß eines Ca (ohne Abrasio nur dann, wenn ein disponierendes Ereignis unmittelbar zurückliegt, z.B ein Abort)

Th   - der Grundkrankheit (Salpingitis, Tbc etc.)
     - Östrogene (Wiederaufbau der Schleimhaut)

F 210 •• **Adnexitis**

Pg

aszendierend (häufig)	Z.n. Menstruation, Abort, Partus, Spirale, intrauteriner OP
per continuitatem	Appendizitis, perityphlitischer Abszess, Proktitis
hämatogen	Typhus, Viren, Tbc (daran denken bei beidseitiger Adnexitis von Virgines!; selten)

Err   Chlamydien, Gonokokken, Anaerobier, Staph./Streptok., Proteus, E. coli

Kli   - *Unterbauchschmerzen (meist einseitig)*
     - *Fieber, Krankheitsgefühl*
     - *evtl. Übelkeit, Meteorismus und Obstipation*
     - *Dyspareunie (Schmerzen bei Kohabitation)*
     - *Schmierblutungen und Fluor*
     - *Lab: BSG ↑, Leukos ↑, CRP ↑*
     - *Palpation: Tiefendruckschmerz im betroffenen Adnexbereich*
     - *gyn. Untersuchung: "Bewegungsschmerz" bei Uteruspalpation, teigigschmerzhafte Adnexschwellung*, bei Ko (s.u.) Kli wie beim akuten Abdomen

Di   - typische Anamnese, Tastbefund, BSG u. Leukozytenzahl
     - Laparoskopie bei unklaren Befunden (großzügig!; mit intraperitonealer Abstrichentnahme)

F 211 ..

DD   - *Appendizitis* (rechtsseitig, Mc Burney)
      - *Extrauteringravidität* (sekundäre Amenorrhoe, positiver Schwangerschaftstest,
        keine Entzündungszeichen)
      - *Divertikulitis* (linksseitig)
      - *Nephrolithiasis* (plötzl. Beginn, Urinbefund, keine Entzündungszeichen)
      - *Tumoren*, v.a. Ovarial-Ca
      - *Endometriose* (Dysmenorrhoe, Leukos meist normal)

Th   - Breitbandantibiotika, Anaerobier mitberücksichtigen:
        z.B. Doxyzyklin + Metronidazol oder Mezlocillin + Metronidazol
        möglichst nach Erregernachweis und Antibiogramm
      - Analgetika
      - "Ruhe" (Bettruhe, Eisblase, Hygiene)
      - Mikrowellentherapie, Moorbäder, Fangopackungen bei chronischen Adnexitiden
        (Adhäsionen erweichen)
      - OP bei chronischen Schmerzen infolge von Konglomerat-TU und Adhäsionen

F 212 ..

Ko   - *Pyosalpinx* (Exsudat-, evtl. Eiteransammlung im Lumen bei reaktivem
        Verschluß der Tubenenden)
      - *Perisalpingitis* (Adhäsionen)
      - *Peritonitis* (akutes Abdomen) oder
        Pelveoperitonitis (auf kleines Becken beschränkt)
      - *Tuboovarialabszeß, Douglasabszeß*

      Spätfolgen:
      sehr wichtig, da häufig! Folgen der oben genannten Komplikationen
      - *"echte" Rezidive* (chronische Adnexentzündung; ca. 20%)
      - *Sterilität* (ca. 10% nach einmaliger Erkrankung, bei häufigen
        Rezidiven bis 75%, v.a. bei Chlamydien)
      - Neigung zu *Tubargravidität*
      - *Unterbauch-, Kreuz-* und *Kohabitationsschmerzen* (Adhäsionen)
      - *Retroflexio uteri fixata*
      - *Dysmenorrhoe*
      - *Fluor*
      - *psychische und soziale Auswirkungen* (Vita sexualis, Ehe, Arbeit)

Anm   die im angloamerikanischen Schrifttum übliche Bezeichnung "pelvic
      inflammatory disease" berücksichtigt die Komplexität dieser Erkrankung
      mit ihren verschiedenen Ausbreitungsstadien.

F 213 . **Mastitis non-puerperalis**

Def   Entzündung der Brustdrüse außerhalb der Stillzeit

Epi   selten, aber häufig rezidivierend

Ät   - evtl. Hyperprolaktinämie (s. Amenorrhoe-Galaktorrhoe-Syndrom)
        - meist grampositive Erreger

Kli   - *Schmerz, hypertherme Schwellung*
        - *Sekretstauung in Milchgängen, Galaktorrhoe*
        - *evtl. Fieber*

Ko   Abszesse, Fisteln

Di   Kli, Lab (Hyperprolaktinämie)

DD   Mamma-Ca

Th   - Hochbinden, Kühlung
        - Bromocriptin, Lisurid (Dopaminagonisten = PIF-Antagonisten)
        - Antibiotika
        - evtl. operativ

LERNLISTE, ENTZÜNDUNGEN

Fluor genitalis, Def, PPh, Ät, Di, Besonderheiten beim Kind, Besonderheiten im Alter, Th, Anm
Vulvitis, Ät, Kli, Th
Bartholinitis, Pg, Kli, Err, Th
Kolpitis, Syn, Pg, Üs Err - Kli, Di, Th, Cave
Endometritis, Def, Pg, Kli, Ko, Di, Th
Adnexitis, Pg, Err, Kli, Di, DD, Th, Ko, Spätfolgen, Anm
Mastitis non-puerperalis, Def, Epi, Ät, Kli, Ko, Di, DD, Th

FRAGEN, ENTZÜNDUNGEN

204.) Nennen Sie mindestens je drei Ursachen für vaginalen und zervikalen Fluor. (6)
205.) Welche besonderen Ursachen kann ein Fluor genitalis bei Kindern und bei älteren Frauen haben? (6)
206.) Welche Ursachen kommen für die Entstehung einer Vulvitis in Betracht? (4)
207.) Nennen Sie mindestens fünf Keime, die Kolpitiden verursachen können. (5)
208.) Welche Medikamente können bei der Therapie einer Kolpitis zum Einsatz kommen? (7)
209.) Was versteht man unter einer Pyometra? (1)
210.) Nennen Sie typische Symptome, Labor- und Palpationsbefunde der akuten Adnexitis! (14)
211.) Nennen Sie mindestens fünf Differentialdiagnosen einer akuten Adnexitis. (5)
212.) An welche Früh- und Spätfolgen muß man bei der Primärtherapie der Adnexitis denken? (13)
213.) Beschreiben Sie das klinische Bild einer Mastitis non-puerperalis. (5)

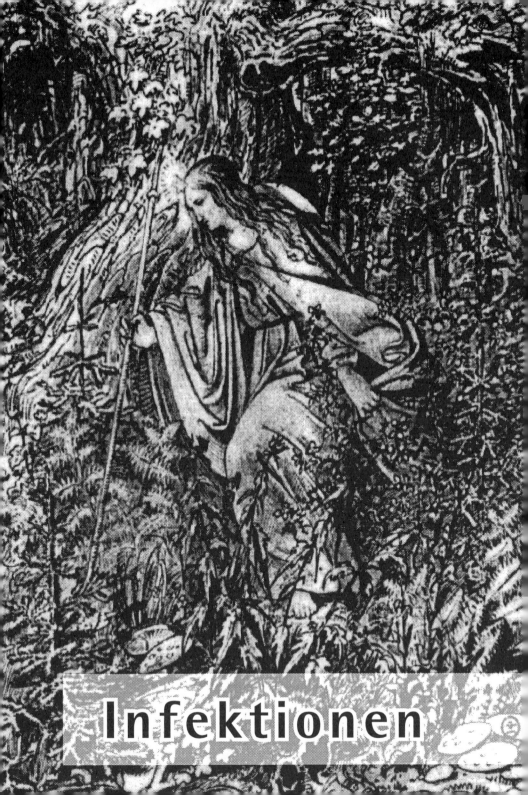

Infektionen

Moritz von Schwind (1804 - 1871)
Die heilige Genovefa im Walde

Infektionen

F 214 ·· Gonorrhoe

Syn   Tripper, Go

Err   Neisseria gonorrhoeae (= Gonokokken, gramnegative Diplokokken)

Epi   häufigste bakt. Geschlechtskrankheit, sexuelle Infektion (genital, rektal, oral)

Kli   - **untere Gonorrhoe** (*unterh. d. inneren Muttermundes*): Urethritis (95%), Zervizitis (80%), Bartholinitis (20%); *symptomarm: zervikaler Fluor, Dysurie, Pruritus*

      - **obere Gonorrhoe** (*oberhalb d. inneren Muttermundes, Aszension*): Infektion v.a. während Menstruation, nach Abrasio, Geburt ⇒ Endometritis, Adnexitis, Pelveoperitonitis: *symptomreich mit Unterbauchschmerzen, Fieber, Übelkeit, Obstipation, Schmierblutungen, Fluor*

Ko   - Gonokokkensepsis, reaktive Arthritis, Sterilität, Reiter-Syndrom
      - Tuboovarialabszeß

Di   Err-Nachweis durch Kultur oder mikroskopisch (Gram- oder Methylenblaufärbung des Urethra-, Zervix-, Rektumabstrichs)

Th   - untere Go: einmalige Injektion von 4 Mio. IE Penicillin i.m.
      - obere Go: Penicillin über 10 Tage, strenge Bettruhe; bei P.-Allergie Tetrazykline

F 215 · Lues (Syphilis)

Err   Treponema pallidum (Spirochaeten, gramnegative, spiralförmige Bakterien)

Epi   Übertragung durch Kohabitation oder diaplazentar; zyklische Inf in 3 Stadien

Kli   **Stadium I**: *Primäraffekt (Ink ca. 3 Wochen), derbes, schmerzloses Geschwür, v.a. an Vulva, Vaginalwand oder Portio mit indolenter Lk-Schwellung;* sehr infektiös; spontane Rückbildung nach 4-6 Wochen

      Stadium II: Sekundäraffekt durch hämatogene Aussaat (nach ca. 9 Wochen): generalisiertes Exanthem, *Condylomata lata (nässende Papeln) am äußeren Genitale*, Haarausfall, Iritis, Hepatitis, generalisierte Lk-Schwellung

      Stadium III: (Latenz bis 20 J.) Gummata (ulzerierende Granulome, evtl. in allen Geweben); Tabes dorsalis (Demyelinisierung d. Hinterstränge mit Ataxie, Verlust v. Sensibilität u. Schmerzempfinden); Argyll-Robertson-Syndrom (Pupillenstarre, Pupillenweite seitendifferent = Anisokorie); progressive Paralyse; Demenz

Di   - Anamnese, Klinik, Err-Nachweis im St. I (mikroskop. Dunkelfelduntersuchung)
      - Serologie ab Stadium II: TPHA (positiv nach 4-6 Wo., Suchtest); FTA-ABS-Test (IgM-Ak-Nachweis); Komplementbindungsreaktion (= KBR, Th-Kontrolle)

Th   Penicillin 1 Mio IE/d i.v. (3 Wo); Gefahr der Jarisch-Herxheimer-Reaktion auf Toxine der zerfallenden Treponema mit Fieber, Myalgie, Hypotonie

F 216 ∎   **Ulcus molle**

Syn   weicher Schanker

Err   Haemophilus ducreyi

Kli   - rundliche, schmerzhafte, weiche Geschwüre an großen und kleinen Labien
       - Schwellung der Leistenlymphknoten (sog. Bubo) und Abszedierung nach einigen
         Wochen

Di   - *Klinik*
      - *mikroskopischer Err-Nachweis*
      - *Kultur*

Th   - Sulfonamide
      - Cotrimoxazol

F 217 ∎   **Lymphogranuloma inguinale**

Err   Chlamydia trachomatis (zu Chlamydiaceae, gramnegativ, obligat intrazellulär)

Epi   Ink 3-4 Wochen; v.a. in Tropen verbreitete Geschlechtskrankheit

Kli   - *Primärläsion: begrenzte, kleine, einzelne Ulzeration am äußeren Genitale*
       - lokale Lk-Schwellung, dann Lk-Erkrankung: verschieblicher, bis faustgroßer
         Leistentumor (mit Einschmelzung, Eitersekretion, Fistel-, Narbenbildung)
       - evtl. auch Affektion der Becken-Lk
       - evtl. Fieber, Schüttelfrost, Kopfschmerzen, Sepsis

Ko   - Perikarditis, Meningitis, Konjunktivitis, Arthritis
      - rektale Striktur, Elephantiasis des äußeren Genitales
        (Obliteration der Lymphgefäße)

Di   - Err-Nachweis (mikroskopisch, Kultur)
      - serologischer Ak-Nachweis (KBR, Immunfluoreszenz)
      - Histologie (nekrotisierende Granulome)

Th   Tetrazykline (oder Erythromycin oder Cotrimoxazol)

F 218 ∎∎   **Genitaltuberkulose**

Ät   hämatogene Streuung, meist aus der Lunge

Lok   Eileiter (90%), Endometrium (60%), Ovarien (10%)

Kli   - *Diskrepanz zwischen gynäkologischem Befund und relativ geringen Beschwerden*
         (Obstipation, subfebrile Temp., Dysmenorrhoe, Müdigkeit)
       - auffallend indolente Verdickungen der Adnexe, Pyosalpinx

Di	- Organ-Tbc in der Anamnese, besonders, wenn zusätzlich Sterilität besteht - positiver Tuberkulintest bei Virgines mit doppelseitigen Adnexbefunden - Therapieresistenz auf unspezifische Behandlungsverfahren

Sicherung der Diagnose durch:
- *Menstrualblutuntersuchungen* (Kultur, Tierversuch)
- *histologische Untersuchung von Abradaten oder Operationspräparaten*
- *Laparoskopie*
- *internistische Abklärung*
- *Urinbefund (oft Urogenital-TBC)*

Th	- Tuberkulostatika (Rifampicin + Ethambutol + INH) - OP nach erfolglosen Heilversuchen, bei Pyosalpinx oder Ovarialabszeß
Anm	die Genital-Tbc ist, seuchenhyg. gesehen, eine offene Tbc und ist meldepflichtig.

F 219 .. Condylomata acuminata

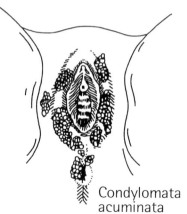

Condylomata acuminata

Syn	Kondylome, Feigwarzen, Feuchtwarzen, gutartiges Epitheliom
Err	*Papillomaviren, v.a. Typ HPV 6 und 11,* *Übertragung durch Kohabitation,* *Inkubationszeit ca. 4 Wochen*
Kli	- blumenkohlartige, hahnenkammähnliche Wucherungen, Hyperkeratose (Kondylome, Papillome) - Pruritus, Feuchtigkeitsgefühl, aber keine Schmerzen - Viren persistieren in der Hautbasalschicht
Di	- Abstrich und Histo - 3% Essigsäure führt zu einem weißlichen Belag
DD	- Condylomata lata (Lues II) - Carcinoma in situ oder Vulva-Ca, zervikale intraepitheliale Neoplasie (= CIN) - Candidose, Gonorrhoe, Trichomoniasis assoziiert
Th	Bestreichen mit Podophyllin, Laservaporisation (= Verdampfung) nach Probeexzision (evtl. Elektrokoagulation), sexuelle Abstinenz, Partner behandeln!
Cave	bei HPV 16/18 gehäuftes Auftreten von prä-, invasiven Zervix-Ca

F 220 **..** **Herpes genitalis**

Err Herpes-simplex-Virus Typ 2 (HSV-2, 80%), Übertragung durch Kohabitation

Kli - Kolpitis: Bläschen, Erosionen, Ulzera, Pruritus, Schmerzen im Introitus
- evtl. Lk-Schwellungen, Allgemeinsymptome

Di Kli, Ak-Nachw, Err-Nachw (Immunfluoreszenz, ELISA)

Th Aciclovir, evtl. Th einer bakteriellen Sekundärinfektion, Partner mitbehandeln!

Cave *später gehäuftes Auftreten eines Vulva-, oder Zervixkarzinoms!*

Candida-Mykose

Syn Candidiasis, Candidose, Soormykose

Err v.a. Candida albicans (Hefepilz)

Epi häufig, v.a. in der Schwangerschaft (30%), bei Immunschwäche

Kli nässende Rötung, salbenartiger, weißlicher, geruchloser Fluor, Pruritus

Di Err-Nachweis (Nativpräparat und Kultur)

Th lokal: Nystatin; systemisch: Amphotericin B + Flucytosin

F 221 **.** **Trichomoniasis**

Err Trichomonas vaginalis (= begeißeltes Protozoon), Übertragung durch Kohabitation

Kli Urogenital-Infektion (oft asymptomatisch):
- Kolpitis: schaumiger, weißgelblich, übelriechender Fluor, häufig Brennen, Pruritus
- Urethritis, Zystitis: Miktionsbescherden, evtl. Hämaturie

Di Klinik; Err-Nachweis: mikroskopisch (Nativpräparat), Kultur, KBR

Th Metronidazol, Verbesserung der persönl. Hygiene, Mitbehandlung des Partners!

Pediculosis pubis

Syn	Filzlausbefall, Phthiriasis
Err	Filzlaus (1,5-2 mm, rundlich), Übertragung durch Kohabitation

Filzlaus   Originalgröße

Kli	- Pruritus, Impetiginisation, Taches bleues (Maculae coeruleae) an den Bißstellen - Befall apokriner Schweißdrüsen: v.a. in Haarregionen (z.B. Schamhaare)
Di	makroskopischer Nachweis der Läuse und Nissen
Th	*γ-Hexachlorcyclohexan (Jacutin) über 3d nachts, Nissen mit Essigwasser lösen*

F 222 ## Scabies

Syn	Krätze
Err	*Krätzmilbe = Acarus siro var. hominis* (früher Sarcoptes scabiei, 0,3-0,4 mm)
Epi	Übertragung durch engen Körperkontakt
Pg	Milbenweibchen gräbt Gang zwischen Stratum corneum und Stratum granulosum und legt dort Eier und Kot ab. Bei Erstinfektion entzündliche Veränderungen erst nach 3-5 Wochen (Typ-IV-Sensibilisierung), bei rezidivierender Infektion bereits nach einigen Tagen
Kli	- Milbengänge an Prädilektionsstellen mit dünnem Stratum corneum: Interdigitalfalten, Handgelenke, vordere Axillarlinie, Mamillen, Genitalbereich - generalisiertes Exanthem (Knötchen, Krusten, Kratzeffekte), evtl. Superinfektion
Di	- Klinik - mikroskopischer Milbennachweis
Th	- γ-Hexachlorcyclohexan (Jacutin), Benzylbenzoat (3 Tage), Rückfettung - Wäsche wechseln und waschen, Kleidung für 4 Tage auslüften (Milben überleben außerhalb der Haut nur 2-3 Tage). - Th von Kontaktpersonen

LERNLISTE, INFEKTIONEN

Gonorrhoe, Syn, Err, Kli (untere Gonorrhoe), Kli (obere Gonorrhoe), Ko, Di, Th
Lues (Syphilis), Err, Epi, Kli, Di, Th
Ulcus molle, Syn, Err, Kli, Di, Th
Lymphogranuloma inguinale, Err, Epi, Kli, Ko, Di, Th
Genitaltuberkulose, Ät, Lok, Kli, Di, Sicherung der Diagnose durch, Th, Anm
Condylomata acuminata, Syn, Err, Kli, Di, DD, Th, Cave
Herpes genitalis, Err, Kli, Di, Th, Cave
Candida-Mykose, Syn, Err, Epi, Kli, Di, Th
Trichomoniasis, Err, Kli, Di, Th
Pediculosis pubis, Syn, Err, Kli, Di, Th
Scabies, Syn, Err, Epi, Pg, Kli, Di, Th

FRAGEN, INFEKTIONEN

214.) Definieren Sie "untere" und "obere" Gonorrhoe und nennen Sie deren Symptome! (7)
215.) Skizzieren Sie die typischen gynäkologischen Luessymptome in den Stadien I und II! (4)
216.) Wie diagnostizieren Sie ein Ulcus molle? (3)
217.) Beschreiben Sie die Primärläsion eines Lymphogranuloma inguinale. (4)
218.) Welche typischen Befundkonstellationen lenken den Verdacht auf eine Genital-TBC und wie sichern Sie die Diagnose? (8)
219.) Nennen Sie die Erreger von Condylomata acuminata! (2)
220.) Welche Erkrankungen treten nach Herpes-genitalis-Infektionen gehäuft auf? (2)
221.) Wie ist einem Filzlausbefall therapeutisch beizukommen? (2)
222.) Nennen Sie den Erreger der Scabies. (1)

Edgar Degas (1834 - 1917)
Tänzerin

Tumoren

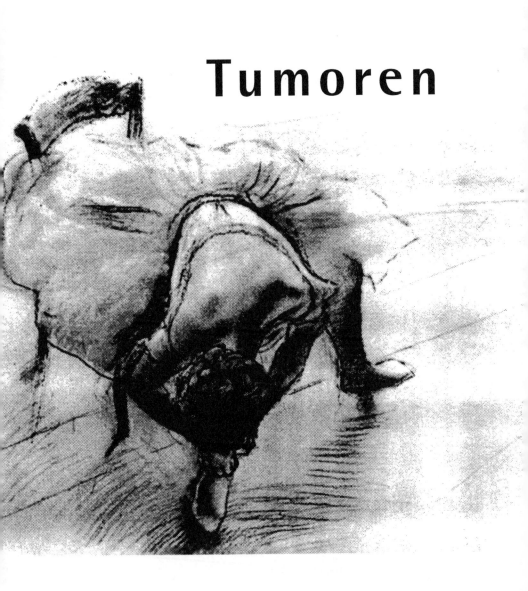

Tumoren

TUMOREN DES ÄUßEREN GENITALE

F 223 ▪▪   **Vulvakarzinom**

Üs   **Präkanzerose** (Unterformen)

VIN III	= vulväre intraepitheliale Neoplasie III: schwere Dysplasie und Carcinoma in situ (CIS) im gesamten Epithel
Morbus Bowen	*CIS der Epidermis, hochgradige Atypien, intakte Basalmembran*
Erythroplasie Queyrat	*wie M. Bowen, nur am unverhornten Epithel*
Morbus Paget	weißliche Plaques (Hyperkeratosen), clumping cells

Cave   Kraurosis vulvae (= Lichen sclerosus et atrophicus) ist keine Präkanzerose, aber bei assoziierter Hyperplasie - Atypie prädisponierend für ein Vulva-Ca (15%).

Ät   - multifaktoriell; bei > 80% Nachweis von Herpes-simplex- und HPV-Viren!
      - prädisponierend: Adipositas, Diabetes, Hypertonus, Rauchen, Promiskuität

His   Plattenepithel-Ca (95%), DD Basaliom (5%)

Met   - frühzeitig lymphogen: inguinal-femoral-iliakal (ab 1-1,5 mm Invasionstiefe!)
       - per continuitatem: Abklatschmetastasen (doppelseitig), Kloakenbildung
       - spät hämatogen: Lunge, Skelett, Leber

F 224 ▪▪
Kli   - Ulzera oder leukoerythroplakische Hautverdickungen, meist an den großen Labien
       - Pruritus
       - fötide Absonderungen
       - Schmerzen und Blutungen (spät)

Di   Histo: Exstirpation im Gesunden oder Stanzbiopsie (bei Multizentrizität)

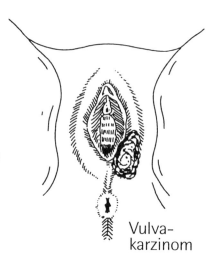

Vulva-karzinom

Üs	**Stadium (FIGO)**	
	Stadium 0	Carcinoma in situ, vulväre intraepitheliale Neoplasie
	Stadium I	Primärtumor </= 2 cm, keine Metastasen
	Stadium II	Primärtumor > 2 cm, keine Metastasen
	Stadium III	Urethra, Perineum, Anus, Vagina befallen, Lk klinisch TU-verdächtig
	Stadium IV	Schleimhaut von Blase, Rektum oder oberer Urethra befallen und/oder Fixierung am Knochen u./o. Fernmetastasen

Th *radikale Vulvektomie mit en-bloc-Resektion des gesamten inguinofemoralen Fettgewebes (Lk !);* evtl. Radiatio (meist adjuvant, symptomatisch im Stadium IV)

Prg Leisten-Lk negativ: 5-JÜR 80%; Leisten-Lk positiv: 5-JÜR 40%; Becken-Lk positiv: 5-JÜR 20%

F 225 ▪ **Vaginalkarzinom**

His - meist Plattenepithel-Ca
- selten Adeno-Ca; *der Nachweis eines Adeno-Ca deutet meist auf metastatische Genese hin, z.B. von Korpus-, Zervix-, Kolon- oder Rektum-Ca ausgehend!*

Kli - Fluor, irreguläre Blutung, besonders post cohabitationem
- derb-knotige Resistenzen, flächenhafte Indurationen, Ulzera

Met - bei Befall der oberen zwei Drittel der Vagina: iliakale Lk betroffen
- bei Befall des unteren Drittels der Vagina: inguinale Lk betroffen
- selten Fernmetastasen

Th - Radiatio: lokal als Afterloading (Einlegen eines leeren Applikators in Vagina, Füllen mit Nuklid) und meist zusätzlich perkutan
- wenn möglich: radikale partielle oder totale Kolpektomie
- selten Exenteration

Prg 5-JÜR: ca. 40%

UTERUSTUMOREN

F 226 •• **Uterusmyome**

Def Myome sind gutartige Geschwülste des Myometriums

Epi häufigste benigne Geschwulst des weiblichen Genitale (20% > 35 Jahre)

Ät Wachstum ist hormonabhängig (deshalb kommen Uterusmyome nicht vor der Pubertät vor und wachsen nach der Menopause nicht weiter).

intramural
submukös
subserös
gestielt-subserös
intraligamentär
submukös-polypös
Uterusmyome

Lok - intramural (55%, Corpus uteri in toto vergrößert)
- subserös (40%, Vorbuckelung an der Außenseite des Uterus)
- submukös (wachsen in das Cavum uteri hinein)
- intraligamentär (wachsen zwischen den Blättern des Lig. latum)

Kli - *Meno-, Metrorrhagien, Hypermenorrhoe* (intramurale u. submuköse M.)
- *Dysmenorrhoe* (schmerzhafte Monatsblutung)
- *Miktions- und Defäkationsbeschwerden* (Druck auf Blase, Rektum, Ureter)
- *Schmerzen* (bei Erweichung, Zerfall, Stieldrehung ⇒ BSG ↑, Fieber)

Di bimanuelle Untersuchung, Sonographie, Hysteroskopie, Laparoskopie

F 227 ••
Cave Entartung in ca. 0,5% (Leiomyosarkom)! Ein "Uterus myomatosus" in der Postmenopause ist immer karzinomverdächtig. Auch suspekte uterine Blutungen sind nicht als "wohl myombedingt" anzusehen. Man muß stets abradieren!

Th - keine Therapie bei Myomen, die keine Symptome verursachen!
- konservative Th (Gestagene, GnRH-Analoga) bei leichten Blutungsstörungen
- OP: Hysterektomie, bei Kinderwunsch Myomenukleation

OP-Ind erhebliche Größe, schnelles Wachstum, unklare DD (Ovarial-TU?), schwere Blutungsstörungen (Anämie), Komplikationen (Stieldrehung, Totalnekrose), Kinderwunsch nach vorausgegangenen Fehlgeburten

Myom und Gravidität:
- *Fertilitätsminderung (gestörte Nidation; Tubenverschluß durch Myomdruck)*
- Zunahme des Myomwachstums
- *kindliche Entwicklungsstörungen*
- *Lageanomalien durch Raumeinengung*
- *erhöhte Früh- und Fehlgeburtsrate*
- *Geburtshindernis (tiefsitzende Myome)*
- *Störung der Placentalösung (da ein Teil dem Myom aufsitzt)*
- *atonische Nachblutung, verzögerte Involution*

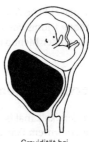

Gravidität bei
tiefsitzendem
Uterusmyom

F 228 ·· **Endometriose**

Def — *Vorkommen von Uterusschleimhaut außerhalb des Cavum uteri.*

Lok
- Endometriosis genitalis interna: Myometrium (Adenomyosis uteri interna), Tuben
- Endometriosis genitalis externa: Ovar, Douglas (retrozervikal)
- Endometriosis extragenitalis: an jeder anderen Körperstelle (5% aller Endometriosen)

Pg
- pathologisches Tiefenwachstum: Endometriosis genitalis interna
- Verschleppung (über Tuben, Blut, Lymphe): Endometriosis genitalis externa, Endometriosis extragenitalis

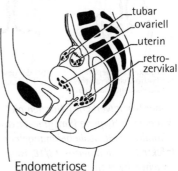

tubar
ovariell
uterin
retro-
zervikal

Endometriose

F 229 ··
Kli
- Leitsymptom: **sekundäre Dysmenorrhoe** (Schmerzen, die der Menstruation 1-3 Tage vorausgehen und mit ihrem Höhepunkt abklingen)
- Uterus: diffuse Vergrößerung; Dysmenorrhoe und Menorrhagien (stärker u. länger)
- Tube: meist in den proximalen Anteilen lokalisiert; häufige Folge: Hämatosalpinx (Blut im Eileiter), Sterilität und Disposition zur Tubargravidität
- Ovar: "Teer"- oder "Schokoladenzysten" (Blut!), Verwachsungen
- Douglas: Dysmenorrhoe, Kohabitationsbeschwerden, Kreuzschmerzen
- Darm: zyklisch Blut im Stuhl

Di
- Anamnese (Steriliät, Dysmenorrhoe, etc.)
- Palpation (Uterusvergrößerung, Resistenzen, Verwachsungen)
- Labor (BSG ↑, bei normaler Leukozytenzahl, Ca 12-5 ↑), Laparoskopie

Th
- *operativ: Entfernung der Herde, ggf. Mikrochirurgie, Lasereinsatz (Ind: ausgedehnte Endometriosen, z.B. Konglomerat-TU)*
- *medikamentös: Gestagene über 6-12 Mon., Gonadotropinhemmer (Danazol), GnRH-Analoga (Ind: kleinere Herde, postoperativ verbliebene Reste, oper. schwer zugängliche Herde, z.B. Darm, Blase und wenn Fruchtbarkeit erhalten bleiben soll)*

Prg   die gewebliche Aktivität der Endometriose ist, ebenso wie die des
Endometriums von der hormonalen Stimulation abhängig. Deshalb kommt
es nach der Menopause zur Rückbildung der Befunde und Symptome.

F 230 ..   ## Zervixkarzinom

Pg   der Zervikalkanal ist mit Zylinderepithel ausgekleidet, die Portio (Ektozervix) mit
unverhorntem Plattenepithel. Die Grenze verschiebt sich alters- und
hormonabhängig. Bei Fehlsteuerung der metaplastischen Prozesse in der
"instabilen" Umwandlungszone entsteht durch lokal wirksame Kanzerogene das
Zervix-Ca.

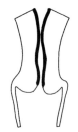 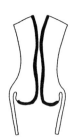 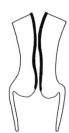

Übergang Plattenepithel   bei der geschlechts-   im Klimakterium
der Portio-Zylinderepithel   reifen Frau
der Zervix beim Mädchen

Ät   - *früher Sexualverkehr ("Nonnen nie"- Ca!), Promiskuität, Multipara*
- *mangelnde Hygiene (Smegma-Faktor, Smegma = Sekretansammlung am äußeren*
männlichen Genitale bei mangelnder Hygiene)
- *Infekte (Papillomavirus 16/18, Herpes simplex-Virus/Typ 2, Gonorrhoe)*
- *Rauchen (wichtiger Co-Faktor)!*

F 231 ..
Entw   - **zervikale intraepitheliale Neoplasie** (CIN): epitheliale Zell- und Kernatypien mit
zumindest teilweise erhaltener Schichtung des Epithels;
CIN I = leichte Dysplasie, CIN II = mäßige Dysplasie, CIN III = schwere Dysplasie
- **Carcinoma in situ** (= CIS, obligate echte Präkanzerose):
keine Epithelschichtung mehr erkennbar, schwere Atypien in allen
Epithelschichten, aber noch keine Invasion (Basalmembran intakt)
- 1. Phase CIN und CIS (20.-40. Lj.), 2. Phase Invasion (45.-55. Lj.)

His   Plattenepithel-Ca, Adeno-Ca
(ca. 7%, schlechtere Prognose)

Morph - Endophyten (tiefe blutende
Tumorkrater)
- Exophyten (selten)
- Zervixhöhlen-Ca (10-20%,
evtl. tonnenförmige
Auftreibung der Zervix)

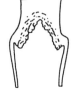 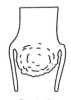 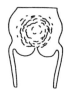

Zervix-Ca,   Zervix-Ca,   Zervixhöhlen-Ca
Endophyt   Exophyt

Kli — *im Frühstadium asymptomatisch* (Bedeutung der Vorsorgeuntersuchung)!
— bei größeren ulzerierenden Ca: azyklische Blutungen und brauner fötider Fluor
— bei Überschreiten der Organgrenzen: heftige diffuse Schmerzen, Miktions/Defäkationsbeschwerden

F 232 ••

Ko teils Th- (OP, Bestrahlung), teils Ca-bedingt:
Ureterstriktur, Hydronephrose, Harnwegsinfekt, Urämie (häufige Todesursache), Ischialgie, Beinödem, Fistelbildung (Blase, Darm, Ureter)

Met — *häufig primär lymphogen über Parametrien, Beckenwand zu iliakalen und paraaortalen Lk*
— *per continuitatem (Vagina, Parametrien, Beckenwand, Nachbarorgane)*
— *selten und spät hämatogen (Leber, Lunge, Knochen)*

Di — bimanuelle (evtl. parametrane Resistenz) und rektale Untersuchung (wichtig!)
— Zytologie (Screening-Methode; Cave: 5-20% falsch-negative Abstriche!)
— Kolposkopie (verdächtig: atypische Gefäßmuster, Leukoplakie, sog. Mosaik)
— Schiller-Jodprobe: Pinselung der Portio mit Lugol-Lösung; normales, glykogenhaltiges Epithel färbt sich braun, glykogenfreie Ca-Zellen bleiben hell (jodnegativ)
— Konisation oder Probeexzision bei zytologischem und kolposkopischem Verdacht
— Zervixkürettage (= Ausschabung; wegen Zervixhöhlen-Ca)

Merke die Aussagefähigkeit von Zytologie und Kolposkopie ist auf die Zervix uteri beschränkt. Werden verdächtige Symptome geäußert (z.B. Zwischenblutungen), muß auch bei unverdächtigem Abstrich bei Frauen über 40 Jahren noch das Korpuskarzinom durch Abrasio ausgeschlossen werden.

F 233 ••

Üs	**Stadium (FIGO)**	**Th**
St. 0	Ca in situ (ohne Invasion)	Konisation, zytologische Kontrollen
St. Ia	Mikrokarzinom (Tiefe < 5 mm, Querschnitt < 10 mm)	*Hysterektomie, evtl. OP n. Wertheim-Meigs (Exstirpation von Uterus, Parametrien, 3 cm Vagina, pelvine Lymphonodektomie)*
St. Ib	Ca auf Cervix beschränkt (Invasion tiefer als 5 mm)	OP n. Wertheim-Meigs
St. IIa	Übergang auf Vagina	OP n. Wertheim-Meigs, IIb evtl. mit paraaortaler Lymphonodektomie, alternativ kombin. Bestrahlung
St. IIb	Übergang auf Parametrien	
St. IIIa	Unteres Drittel der Vagina	*Radiatio perkutan und AL*
St. IIIb	Beckenwand befallen	
St. IVa	Einbruch in Blase, Rektum	kurativ (falls möglich): Exenteration palliativ: Radiatio
St. IVb	Fernmetastasen	

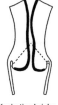
Konisation bei der geschlechtsreifen Frau

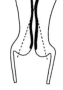
Konisation im Klimakterium

Prg   5-Jahresheilung: zwischen 70-95% im St. I und 0-5% im St. IV

F 234 **   ## Zytologie nach Papanicolaou

Def   Abstrich von Portio und Zervikalkanal. Fixierung in 1:1-Mischung aus Äther und 95%igem Alkohol. Falsch-negative Abstriche: 10-20%

Üs

Gruppe	Zellbild	Th
PAP I	negativ, normales Zellbild	jährliche Kontrollen
PAP II	negativ, entzündliche, de/regenerative, metaplastische Veränderungen	Kontrolle nach 3-6 Monaten
PAP IIID	Dysplasie, leicht bis mäßig	Kontrolle nach 3 Monaten
PAP III	verdächtig, Malignität möglich	*histologische Klärung*
PAP IVa	positiv, Hinweis auf schwere Dysplasie, bzw. CIS	*histologische Klärung (Konisation + Abrasio)*
PAP IVb	positiv, aber evtl. schon invasive Vorgänge	*histologische Klärung*
PAP V	positiv, Hinweis auf malignen TU	*histol. Klärung*

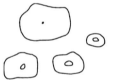

normale Epithelzellen

Dysplasie-Zellen

polymorphe, atypische Zellen

Anm   George Papanicolaou (1883-1962) war Anatom in New York.

F 235 •• **Korpuskarzinom**

Syn   Endometriumkarzinom

Rif   - **Östrogene** ohne kompensierende Gestagene (anovulatorische Zyklen,
          reine Östrogen-Th, östrogenbildende Ovarialtumoren, polyzystische
          Ovarien, frühe Menarche, späte Menopause)
          Merke: die "Pille" wirkt protektiv!
        - Adipositas (Fettgewebe produziert Östrogene), Diabetes mellitus
        - Hypertonus und thromboembolische Ereignisse in der Anamnese
        - öfter bei Nulliparae und gehobenem sozioökonomischen Status
        - Anm: Korpuskarzinome in 25% zusammen mit Myomen!

His   - Adeno-Ca unterschiedlichen Reife- und Malignitätsgrades (G1 - G3)
        - sehr selten, aber schlechte Prognose: serös-papilläres Ca und Klarzell-Ca
        - Präkanzerose: adenomatöse Hyperplasie Grad II und III (10-30% Ca in 10 J.);
          glandulär-zystische Hyperplasie ist (noch) keine Präkanzerose!

Lok   80% im Fundus und in den Tubenecken

Kli   - Leitsymptom ist die **Postmenopausenblutung** (in 10-20% Korpus-Ca !)
        - in der Prämenopause Meno-Metrorrhagien, dunkler, fötider Fluor

Di   - *nur histologisch durch fraktionierte Abrasio (Zervix/Korpus getrennt)*
        - *ergänzend Endosonographie (Endometriumsdicke) und Hysteroskopie*

F 236 ••
Met   - auf Ovarien und vordere Vaginalwand (lymphogen bzw. per continuitatem)
        - lymphogen über pelvine und paraaortale Lk
        - spät hämatogen v.a. bei G3-Ca auf Leber, Lunge und Knochen

Üs	Stadium (FIGO)	Th
St. I	nur Korpus uteri (Ia nur Endometrium, Ib <1/2, Ic >1/2 Myometrium)	*Hysterektomie + Adnektomie, ab Ib Afterloading postoperativ, ab Ib-G2 zusätzlich Lymphonodektomie*
St. II	auch Zervix uteri (IIb mit Stromainvasion)	*OP n. Wertheim-Meigs (s. Zervix-Ca) mit Adnektomie bds.*
St. III	andere Organe im kleinen Becken	*wie St. I mit möglichst weitgehender TU-Reduktion, falls nicht möglich Radiatio*
St. IV	Blase/Rektum (IVa), Fernmetas. (IVb)	*evtl. Exenteration, sonst Radiatio*

Anm   - bei G2, G3 stets Afterloading, ggf. perkutane Radiatio bei unbekanntem Lk-Status
          bzw. nachgewiesenem Lk-Befall
        - bei Rezidiv Operation u./o. Radiatio, palliativ hochdosierte Gestagentherapie
        - wegen des schlechten Ansprechens des Adeno-Ca auf Radiatio ist auch bei
          älteren Frauen, wenn möglich, die Operation vorzuziehen.

OVARIALTUMOREN

F 237 **..** **Ovarialtumoren – Übersicht**

Allg   jeder Ovarialtumor ist als maligne anzusehen, bis das Gegenteil bewiesen ist!
25% aller echten Ovarialtumoren sind maligne und häufig bei Ersterkennung
bereits inkurabel (70% Stadium III/IV). Auch gutartige Tumoren sind potentiell
gefährlich (sekundäre Entartung, Stieldrehung, Ruptur).

Eint   **Ovarialzysten** (Follikel-, Corpus-luteum-, Endometriose- und Paraovarialzysten)
und **entzündliche Adnex-"Tumoren"**: OP je nach Größe, Symptomatik und bei
Persistenz

"echte" Ovarialtumoren (Blastome):
- benigne Ovarial-TU (75%)
- maligne Ovarial-TU (25%):
    - primär maligne Ovarial-TU (55%)
    - sekundär maligne: 20%; aus gutartigen Zystadenomen
    - *metastatische*: 25%; meist doppelseitig; *ausgehend von Magen-Ca
    (Krukenberg) und Mamma-Ca, seltener von Endometrium- und Kolon-Ca !*

Cave   nur der operative Aspekt und die Histologie geben Aufschluß über die Dignität.
Deshalb muß bei jedem Nachweis eines Ovarialtumors eine operative Abklärung
erfolgen!

F 238 **..** **Ovarialkystome**

Form   seröse und (pseudo-) muzinöse Zystadenome

Morph   rund, bewegl., oft mehrfach gekammert (DD Zyste), gefüllt mit gelblich klarer
(serös) oder geleeartiger visköser Flüssigkeit (muzinös); oft extrem groß

Epi   häufigster benigner Ovarial-TU, alle Altersgruppen betroffen

Ko   - ohne Th (OP!) hohes Entartungsrisiko (bei serösen Kystomen bis 50%)
        - *Gallertbauch* (Pseudomyxoma peritonei); *wenn bei muzinösen TU spontan
        (Ruptur) oder intraoperativ der schleimige Inhalt in die freie Bauchhöhle gelangt
        und Implantationsmetastasen setzt (sehr schlechte Prg, langes Siechtum)*

DD zystischer Ovarialtumoren

DD   - beweglich, glatt, < 6 cm, einkammrig, geschlechtsreifes Alter:
        V.a. Retentionszyste (z.B. Follikel-, oder Corpus-luteum-Zyste)
        Th: 1-2 Zyklen abwarten (Zyste wird resorbiert); Kontrolle

- mehrkammrig, > 6 cm, ältere Frauen:
V.a. malignen TU oder Kystom
Th: Laparotomie; Histologie

F 239 **.. Teratome (Dermoidzysten)**

Ät   entstehen durch fetale Einstülpung des Ektoderms oder aller drei Keimblätter

Morph   meist zystische Geschwülste, die in einer derben Kapsel eine mit *Haaren,
Zähnen, Knochen* etc. durchsetzte ölige Flüssigkeit enthalten

Epi   15% aller Ovarial-TU; häufig v.a. bei jüngeren Frauen; in 3% Entartung

Granulosa-Tumoren, Thekazell-Tumoren (Östrogenbildner)

Kli   - Kind: Pseudopubertas praecox
- geschlechtsreifes Alter: sekundäre Amenorrhoe (negativer Feed-back)
- Postmenopause: Endometriumshyperplasie, Postmenopausenblutung
(Leitsymptom in der Postmenopause!)

Prg   - Granulosa-Tumoren: Entartung in 30%; Cave: Sekundär-Ca (Endometrium-Ca)
- Thekazell-Tumoren entarten fast nie!

Arrhenoblastome (Androgenbildner)

Kli   Maskulinisierung in kurzer Zeit

Prg   klinische Malignität in 25%

F 240 **.. Polyzystische Ovarien**

Syn   Stein-Leventhal-Syndrom, PCO

Ät   Entgleisung der Steroidbiosynthese mit vermehrter Androgensynthese

Pat   große Ovarien mit einem Kranz zystischer Follikel unter einer
fibrotisch verdickten Tunica. albuginea

Kli   - *Amenorrhoe, Oligomenorrhoe, dysfunktionelle Blutungen*
- *Sterilität* (wegen Anovulation, Lutealinsuffizienz)
- *Hirsutismus, Akne*
- *Adipositas*

Di   - Sono
- Hormonstatus (Androgene und Prolaktin ↑; LH/FSH Quotient > 2)
- Laparoskopie (selten), Histologie (fast nie)

Th - bei Kinderwunsch: Ovulationsauslöser (Clomiphen) selten Keilexzision
    - kein Kinderwunsch: Östrogen-Gestagen-Th

F 241 ■ **Ovarialmalignome**

His **1. epitheliale Tumoren** (65-75% aller Ovarialtumoren)
  - *seröses Zystadeno-Ca* :   am häufigsten (40% aller Ov.-Ca),
                                am bösartigsten (5-JÜR: 15-20%),
                                oft primär bilateral (30-50%)
  - muzinöses Zystadeno-Ca   10% aller Ov.-Ca, meist einseitig
  - endometroides Adeno-Ca   10-20% aller Ov.-Ca
  - klarzelliges Ca   5% aller Ov.-Ca
  - undifferenzierte Ca   10% aller Ov.-Ca, oft bilateral (50%)
  - maligner Brenner-TU   sehr selten
  - gemischte epitheliale TU
  - unklassifizierte Ca

  2. Tumoren des gonadalen Stromas (4% aller Ovarialtumoren)
  - Granulosa-Zell-TU   häufigster nichtepithelialer maligner Ovarial-TU,
                               Östrogenaktivität: Endometriumshyperplasie,
                               30% bereits rein maligne mit Fernmetast.
  - Androblastome   Androgenaktivität, meist günstige Prognose

  3. Lipoidzelltumoren

F 242 ■

  4. Keimzelltumoren (15-20% aller Ovarialtumoren, jedoch nur 4% maligne)
  - Dysgerminome   häufigste maligne *Keimzelltumoren*, meist einseitig
                               häufigste Ov.-Malignom junger Frauen (v.a. um 20 Lj.)
                               Th: OP, ggf. Radiatio (sehr strahlenempfindlich); 5-JÜR 70%
  - Dottersacktumoren   TU-Marker AFP; sehr chemotherapiesensibel
  - embryonale Ca
  - Polyembryome   TU-Marker HCG
  - Chorionkarzinome   TU-Marker HCG; 50% nach Blasenmole,
                        25% während und nach Schwangerschaft,
                        25% nach Abort oder Extrauteringravidität;
                        Met: Lunge, Hirn; Th: Methotrexat
  - Teratokarzinome
  - gemischte TU

  5. Mischtumoren aus Keimleiste und Keimzellen (Gonadoblastome)

  6. bindegewebige Tumoren
  - Sarkome   sehr selten
  - Fibrome (gutartig) selten mit Pleuraerguß und Aszites (Meigs-Syndrom)

Anm   fast alle Tumorarten können sowohl als gutartige, fakultativ bösartige
         (borderline cases) und bösartige Geschwülste auftreten.

F 243 ▪

Kli   - keine Frühsymptome (bei Diagnose bereits 50% St.. III u. 20% St. IV)!
         - später: rasche Zunahme des Leibesumfangs, Druck- und Völlegefühl
         - Aszites (kann auch bei gutartigen TU auftreten, z.b. Meigs-Syndrom)
         - genitale Blutungen (bei 25% aller Ov-Ca)!
         - reduzierter AZ, Kachexie, Facies ovarica. (fahles, eingefallenes Gesicht)
         - starke BSG-Erhöhung
         - Ko: Stieldrehung oder Ruptur (akutes Abdomen)

Di   - *Palpation*
         - *Sono, Rö, CT, Ausscheidungsurogramm,*
           Zysto-, Rektoskopie
         - *entscheidend: Explorativlaparotomie!*
         - *TU-Marker: wichtig v.a. für Verlauf:*
           Ca 125, Ca 19-9, Ca 72-4,
           AFP (Dottersack-TU), HCG (Chorion-Ca),

Met   - per continuitatem
         - lymphogen: Peritoneum, Omentum majus,
           Pleura, retroperitoneale Lk,
           selten axilläre Lk
         - hämatogen: Leber, Lunge, Skelett

großer Ovarialtumor

F 244 ▪

Üs	Stadium	Prg
St. I	*begrenzt auf die Ovarien*	5-JÜR: 80%
St. Ia	nur ein Ovar betroffen, kein Aszites	
St. Ib	beide Ovarien betroffen, kein Aszites	
St. Ic	*ein oder beide Ovarien betroffen, mit Aszites* (Zytologie positiv), *und/oder Kapsel nicht intakt*	
St. II	*Befall des kleinen Beckens*	5-JÜR: 45%
St. IIa	*Einwachsen in den Uterus u./o. Tuben, kein Aszites*	
St. IIb	Einwachsen in andere Beckenorgane, kein Aszites	
St. IIc	wie IIa u./o. IIb, mit Aszites (Zytologie positiv)	
St. III	Ausbreitung über Beckengrenzen hinaus	5-JÜR: 10%
St. IIIa	mikroskopische Peritonealmetastasen	
St. IIIb	makroskopische Peritonealmetastasen </= 2cm	
St. IIIc	Peritonealmetastasen > 2cm u./o. Lk-Befall	
St. IV	Fernmetastasen	5-JÜR: 3%

F 245 ■

Th   - *zwei Säulen: radikale primäre OP und platinhaltige Chemotherapie*
      - Ziel: makroskopische TU-Freiheit (wichtigster Prognosefaktor und Voraussetzung
        für erfolgreiche Chemotherapie: 90% Vollremission bei mikroskop. TU-Rest,
        aber nur 10% bei TU-Rest > 2 cm)

      OP
      stets Längslaparotomie, Peritonealzytologie und Biopsie, Hysterektomie (Uterus in
      13% befallen), Adnektomie bds. (50% bd. Ovarien befallen), Lymphadenektomie
      pelvin und paraaortal, Omentektomie, Peritonektomie, ab Stadium III sind in 30%
      Darmteilresektionen notwendig

      Chemotherapie
      adjuvant oder palliativ mit Carboplatin (oder Cisplatin) und
      Cyclophosphamid (PC-Schema)

      Radiatio (selten)

Anm   die Therapie der "Borderline"-Ca (LMP: Ca of low malignant potential, ca. 20%
      aller Ovarialmalignome) entspricht prinzipiell der Therapie des hochmalignen Ca.

TUMOREN DER BRUST

F 246 • ## Fibroadenom der Mamma

Epi   häufigster gutartiger TU, vorwiegend bei jungen Frauen (östrogenabhängig)

Kli   derbe, glatte, gut verschiebliche Knoten, häufig multipel

Di   - Palpation
           - *Mammographie: deutlich abgrenzbare, homogene Verschattung*

Prg   Entartung äußerst selten

Th   Exstirpation und histologische Untersuchung

Milchgangspapillom

Kli   evtl. pathologische, serös-blutige Sekretion aus der Mamille

Prg   maligne Entartung in 10%

F 247 •• ## Mastopathie

Def   pro- und regressive Gewebsveränderungen (Epithelproliferationen,
           Zystenbildungen, Bindegewebswucherungen) unterschiedlichen Ausmaßes als
           Folge einer gestörten Östrogen-Gestagen-Relation

Syn   Mastopathia fibrocystica

Epi   bei 50% aller Frauen um das 40. Lj.; Rückbildung nach der Menopause

Kli   *Druckempfindlichkeit, prämenstruelle Schmerzen (Mastodynie), Milchgangssekret*

Eint   (nach Prechtel)
          - Grad I   einfache Mastopathie ohne Epithelproliferation
          - Grad II   mit proliferativen Veränderungen, aber ohne Atypien
          - Grad III   mit proliferativen Veränderungen und Atypien

Di   Mammographie, Sono, ggf. Punktion von Zysten mit Zytologie oder
           Probeexzision/FNB mit Histologie

Th   - Grad I: Progesteronhaltige Salben oder Nor-Gestagene systemisch;
                         evtl. Tamoxifen, Bromocriptin oder Gonadotropinhemmer (Danazol)
          - Grad II: s.o.; besser Histo, da Ca-Risiko 2-3-fach erhöht ist
          - Grad III: Histo (Ca-Risiko ca. 4-fach erhöht);
                         evtl. subkutane Mastektomie (bei ausgedehnten Fällen)

F 248 **

Mammakarzinom

Rif
- familiäre Belastung
- Nullipara, bzw. Alter bei erster Geburt > 30 Jahre
- deutliches Übergewicht
- benigne Brusterkrankung, v.a. proliferative Mastopathie Grad II u. III

Epi
- jede 15.Frau erkrankt an Mamma-Ca!
- bei ein bis drei Risikofaktoren ⇒ 10-70-fach erhöhtes Risiko
- in der Hochrisikogruppe (alle 4 Risiken, 5% aller Frauen) erkrankt jede 2. Frau!

Kli
- Leitsymptom: *derber, schmerzloser Knoten*

Malignitätszeichen:
- *ungleiche Mammae*
- *Asymmetrie beim Heben/Senken der Arme*
- *Retraktionsphänomene: Einziehung der Haut oder der Mamille*
- *Peau d'orange: Hautödem, Lymphangiosis carcinomatosa,*
  Proliferation des Bindegewebes
- *tastbare Lk axillär, infra-, supraklavikulär*
- *Hautrötung (inflammatorisches Ca), ekzematöse Veränderungen der Mamille*
  (sog. Paget)
- *blutige oder seröse Sekretion aus der Mamille*
- *Ulzera und knotige Induration der Haut (Panzerkrebs)*

F 249 **

Lok
- oberer äußerer Quadrant   50%
- oberer innerer Quadrant   15%
- unterer äußerer Quadrant   10%
- unterer innerer Quadrant   5%
- perimamillär   20%
- primär doppelseitig in 1%,
  sekundär doppelseitig in 3,5%
  (v.a. bei lobulärem Ca (30%) und
  bei Multizentrizität und Familienanamnese)

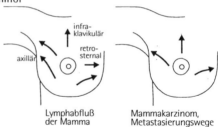

Mammkarzinom,
Lokalisationshäufigkeit (%)

Met
- primär lymphogen in axilläre und supraklavikuläre Lk;
  Ca der inneren Hälfte häufig primär in retrosternale Lk;
  axilläre Lk-Etagen: I: lateral des M. pectoralis minor, II: unter dem M. pectoralis minor, III: medial des M. pectoralis minor
- sekundär, aber früh hämatogen,
  am häufigsten in Skelett (55%),
  seltener in Lunge/Pleura
  > Leber > Gehirn, Nebenniere,
  Haut, Ovarien

Cave
- okkulte Frühmetastasen
- Spätmetastasen nach 20 Jahren!

infra-klavikulär

retro-sternal

axillär

Lymphabfluß
der Mamma

Mammakarzinom,
Metastasierungswege

F 250 ••

Di - Selbstuntersuchung (am besten am 6.-12. Tag p.m.)
- Inspektion, Brustpalpation und Lk-Status
- Mammographie: in 2 Ebenen, Basismammographie zw. 30.-40. Lj., > 40 alle 2 J.;
  verdächtig: Krebsfüßchen, Mikrokalzifikationen; falsch-neg.: 8-10%
- Punktionszytologie: v.a. bei unklaren Verdichtungen; falsch-neg.: 10-15%
- *Triple-Diagnostik: Klinik + Mammographie + Punktionszytologie*
- Exzisionsbiopsie: zur Diagnosesicherung bei unklarer Dignität
  (Entfernung des TU in toto; immer mit Hormonrezeptorbestimmung!)

Zusatzverfahren:
- Galaktographie: Milchgangsdarstellung mit Kontrastmittel bei Sekretion
- Pneumozystographie: Punktion und Luftauffüllung bei V.a. Zyste
- Kernspintomographie (NMR)
- Sonographie: DD Zyste/Ca, v.a. bei jungen Frauen effizient
- Thermographie: pathologische Gefäßmuster = "hot spot" über Ca-Herden
  (unsicher)

- **Metastasensuche**: Rö-Thorax, Lebersono, Skelettszintigraphie

- **TU-Marker**: Ca 15-3, CEA (Verlaufsparameter, korreliert u.a. mit TU-Größe)

- **Menopausenstatus**: Anamnese, Vaginalzytologie, FSH ↑↑ (= Postmenopause)

F 251 ••

TNM-Klassifikation

Tis	Carcinoma in situ: intraduktal oder lobulär
T1	TU $\leq$ 2 cm
T2	2 cm < TU < 5 cm
T3	*TU > 5 cm*
T4	TU jeder Größe mit Ausdehnung auf Haut oder Thoraxwand (T4d = inflammatorisches Ca)
N0	keine Lk-Metastasen
N1	Metastasen in ipsilateralen, axillären, beweglichen Lk
N2	*Metastasen in ipsilateralen, axillären, fixierten Lk*
N3	Metastasen in ipsilateralen Lk entlang der A. mammaria int.
M0	*keine Fernmetastasen*
M1	Fernmetastasen

F 252 ••

His **nicht-invasives Wachstum:**
- *intraduktales Ca* (= Ca ductale in situ; Th: modifiziert radikale Mastektomie)
- *Ca lobulare in situ* (70% multizentrisch, 30% bds., 22% Entartung nach 20 Jahren; Th: individuell, evtl. subkutane Mastektomie bds. mit Prothetik)

invasives Wachstum:
- invasiv duktal und invasiv duktal mit dominierender intraduktalen Komponente   80%
- invasiv lobulär   4-6%
- muzinös
- papillär
- medullär
- tubulär, adenoid-zystisch, kribriformes

Morbus Paget der Mamille
sog. Krebsekzem, sehr selten, intraepitheliale Ausbreitung eines Ca der Milchdrüsenausführungsgänge

F 253 ••

Prg
- unberechenbar!
- schicksalsentscheidend ist die Fernmetastasierung.
- Cave: Spätmetastasen! 5-JÜR aller Patienten 50%, 10-JÜR 30%!

hohes Metastasierungsrisiko ("high risk"):
- *primärer TU > 2 cm* (Korrelation zu Lk-Befall; TU > 6 cm: >75% Lk pos)
- *axilläre Lk-Metastasen* (direkte Korrelation zw. Zahl d. pos. Lk und Prg.)
- *Östrogen- u./o. Progesteronrezeptor-negativ*
- *Lymphangiosis oder Blutbahneinbruch; "schlechtes" Grading (G3)*
- *Infiltration der Pectoralisfascie, Brustwand, Haut*
- "neuere" Kriterien: DNA-Aneuploidie (Abweichungen vom normalen DNA-Gehalt), großer Anteil von Zellen in der S-Phase, positive Knochenmarkszytologie, Nachweis von Kathepsin D, Nachweis von HER-2/neu und anderen Onkogenen

"high risk" bei metastasiertem Mamma-Ca:
- rascher Krankheitsverlauf (Metastasen vor Ablauf von 2 Jahren)
- hormonrezeptornegativ (geringe Wirksamkeit der endokrinen Th)
- viszerale Metastasen und Gehirnmetastasen
- lebensbedrohende Komplikationen: Einflußstauung, Ateminsuffizienz, Hyperkalzämie

F 254 ■■

Th   individuelles Vorgehen! Wahl der OP abhängig vom prospektiven Risiko

OP   - **brusterhaltendes Vorgehen**: Tumorektomie im Gesunden, axilläre Lk-Entfernung
             und obligatorische Bestrahlung des Restdrüsenkörpers

             Ind: - *"gutes" Verhältnis zwischen TU- und Brustgröße*
                    - *TU gegen Muskulatur beweglich, keine Hautinfiltration*
                    - *ausreichende Erfahrung des Operateurs und Strahlentherapeuten*
                    - *Wunsch der Patientin*

             KI: - inkomplette TU-Exzision trotz Nachresektion
                    - multizentrisches Ca und multifokale Herde
                    - Lymphangiosis carcinomatosa und Blutgefäßeinbruch
                    - invasiv duktales Ca mit exzessiven intraduktalen Anteilen

          - **modifiziert-radikale Mastektomie** mit Axilladissektion: Ablatio mammae mit
             Erhaltung der Pectoralismuskulatur; evtl. mit plastischer Rekonstruktion

             Ind: Standard-OP, wenn die Voraussetzungen für brusterhaltendes
                    Vorgehen nicht gegeben sind

F 255 ■■

Th   **Chemotherapie**
          - *adjuvant bei Patientinnen in der Prämenopause mit histologisch gesichertem*
            Befall der axillären Lk und bei "high risk"-Konstellation
          - *palliativ beim metastasierten Ca, besonders in der Prämenopause,*
            bei "high risk"-Fällen und bei negativem Hormonrezeptorstatus
          - Schemata: - CMF (Cyclophosphamid, Methotrexat, 5-Fluouracil)
                        - FAC (5-Fluouracil, Adriamycin, Cyclophosphamid)

          Hormontherapie
          - *adjuvant bei postmenopausalen Frauen mit axillärem Lk-Befall und*
            positivem Hormonrezeptorstatus (ca. 60% sind Östrogenrezeptor-positiv)
          - *palliativ beim metastasierten Ca mit positivem Hormonrezeptorstatus,*
            mit Ausnahme der "high risk"-Fälle
          - die Ansprechrate korreliert mit dem Rezeptorstatus (max. 70%)
          - Substanzen: additiv: Antiöstrogene (z.B. Tamoxifen), Gestagene,
                                 Aromatasehemmer (Aminoglutethimid)
                        ablativ: GnRH-Analoga (z.B. Goserelin) oder Ovarektomie

          Strahlentherapie
          - v.a. bei hohem Lokalrezidivrisiko (z.B. verbliebener TU-Rest)
          - bei Rezidiv (wenn OP-Ind nicht gegeben)
          - immer bei brusterhaltendem Vorgehen!

F 256 • Maligne Tumoren (allgemein)

Vork - jede 4. Frau erkrankt an Krebs, jede 5. stirbt an Krebs.
- Brust- und Genitalkarzinome machen je ca. 25% aller Krebserkrankungen der Frau aus, d.h. 50% betreffen den gynäkologischen Bereich!

Üs

Tumor	Häufigkeit	Altersgipfel
Mamma-Ca	*häufigstes Ca der Frau,* bei 7% aller Frauen!	ca. 65. Lj.
Zervix-Ca	ca. 30% aller Genital-Ca	ca. 45. Lj., 7% unter 30. Lj.
Korpus-Ca	ca. 35% aller Genital-Ca, Häu zunehmend	ca. 60. Lj., 17% unter 50 Lj.
Ovarial-Ca	ca. 20% aller Genital-Ca	ca. 50. - 70. Lj.,
Vulva-Ca	ca. 5% aller Genital-Ca	ca. 65. Lj.
Vaginal-Ca	ca. 2% aller Genital-Ca	ca. 70. Lj.

F 257 •• Vorsorge

Def   planmäßige Untersuchung symptomloser Frauen zur Krebsfrüherkennung

Üs

Alter	**Untersuchungen:**
ab 20. Lj.	*Anamnese (Risikofaktoren, Warnzeichen)*
	äußere Inspektion
	bimanuelle gynäkologische Untersuchung
	Spekulumuntersuchung, Kolposkopie (evtl. Oberflächenveränderungen der Portio)
	Zytologie (Portio- und Intrazervikalabstrich, Färbung z.B. nach Papanicolaou)
	ggf. Histologie (Material aus Biopsie, Konisation oder Kürettage)
	Blutdruckmessung, Urinuntersuchung
ab 30. Lj.	zusätzlich Palpation der Mammae und der regionären Lk-Gebiete
ab 45. Lj.	zusätzlich rektale Unersuchung, Test auf Blut im Stuhl

Termine: 1x pro Jahr

F 258 . **Nachsorge**

Def   planmäßige Untersuchung von Frauen mit Krebs nach einer Therapie, zur
Diagnose und Therapie von Rezidiv, Metastasierung und Therapiefolgen

Untersuchungen:
- Anamnese
- Gewicht, Bauchumfang messen (Ovarial-Ca)
- Inspektion
- gynäkologische und rektale Untersuchung
- evtl. regelmäßige TU-Marker-Kontrolle und Mammographie
- bei klinischem Verdacht auf Lungen-, Leber-, Knochenmetastasen:
  Rö-Thorax, Sono, Szintigraphie, CT, evtl. Lab (AP, LDH, GPT, GOT),
  evtl. i.v.-Pyelographie

Termine:
- Gesamtdauer: bei Genital-Ca mind. 5 J.; bei Mamma-Ca mind. 10 J.
- *in den ersten beiden Jahren alle 3 Monate*
- ab dem 3. Jahr alle 6 Monate
- ab dem 4. Jahr jährliche Kontrolle (bei Mamma-Ca evtl. 1/2-jährlich)

LERNLISTE, TUMOREN

Vulvakarzinom, Präkanzerosen, Cave, Ät, His, Met, Kli, Di, Stadien (FIGO), Th, Prg
Vaginalkarzinom, His, Kli, Met, Th, Prg
Uterusmyome, Def, Epi, Ät, Lok, Kli, Di, Cave, Th, OP-Ind, Myom und Gravidität
Endometriose, Def, Lok, Pg, Kli, Di, Th, Prg
Zervixkarzinom, Pg, Ät, Entw, His, Morph, Kli, Ko, Met, Di, Merke, Üs Stadien
(FIGO) - Th, Prg
Zytologie nach Papanicolaou, Def, Üs Gruppe - Zellbild - Th, Anm
Korpuskarzinom, Syn, Rif, His, Lok, Kli, Di, Met, Üs Stadium (FIGO) - Th, Anm
Ovarialtumoren - Übersicht, Allgemeines, Eint, Cave
Ovarialkystome, Form, Morph, Epi, Ko
DD zystischer Ovarialtumoren, DD
Teratome, Ät, Morph, Epi
Granulosa-Tumoren, Thekazell-Tumoren, Kli, Prg
Arrhenoblastome, Kli, Prg
Polyzystische Ovarien, Syn, Ät, Pat, Kli, Di, Th
Ovarialmalignome, epitheliale Tumoren, Tumoren des gonadalen Stromas,
Lipoidzelltumoren, Keimzelltumoren, Mischtumoren aus Keimleiste und
Keimzellen, bindegewebige Tumoren, Anm, Kli, Di, Met, Üs Stadium - Prg, Th, Anm
Fibroadenom der Mamma, Epi, Kli, Di, Prg, Th
Milchgangspapillom, Kli, Prg
Mastopathie, Def, Syn, Epi, Kli, Eint, Di, Th
Mammakarzinom, Rif, Epi, Kli, Lok, Met, Cave, Di, Zusatzverfahren,
Metastasensuche, TU-Marker, Menopausenstatus, TNM-Klassifikation,
nicht-invasives Wachstum, invasives Wachstum, Morbus Paget der Mamille, Prg,
hohes Metastasierungsrisiko, "high risk" bei metastasiertem, Th (Allgemeines), **OP
(brusterhaltendes Vorgehen)**, Ind, KI, **OP (modifiziert-radikale Mastektomie)**,
Ind, Chemotherapie, Hormontherapie, Strahlentherapie
Maligne Tumoren, Vork, Üs Tumor - Häu - Altersgipfel
Vorsorge, Def, Üs Alter - Untersuchungen, Termine
Nachsorge, Def, Untersuchungen, Termine

FRAGEN, TUMOREN

223.)   Beschreiben Sie den Morbus Bowen, und was ist eine Erythroplasie Queyrat? (6)
224.)   Skizzieren Sie die typische Therapie des Vulvakarzinoms! (3)
225.)   Woran denken Sie beim Nachweis eines Adenokarzinoms in der Vagina? (1)
226.)   Nennen Sie typische Symptome, die durch Myome verursacht werden! (7)
227.)   Welche Auswirkungen können Myome auf Fertiltät, Schwangerschaft und Geburt
haben? (8)
228.)   Was versteht man unter einer Endometriose? (1)

229.) Skizzieren Sie die therapeutischen Möglichkeiten und deren Indikationen bei der Behandlung der Endometriose! (7)

230.) Nennen Sie wichtige prädisponierende Faktoren für die Entstehung des Zervix-Ca! (5)

231.) Welche Symptomatik ist im Frühstadium des Zervix-Ca zu erwarten? (1)

232.) Nennen Sie die typischen Metastasierungswege des Zervix-Ca! (3)

233.) Skizzieren Sie die Therapie des Zervix-Ca im Stadium Ia und im Stadium III ! (2)

234.) Bei welchen PAP-Befunden ist eine histologische Abklärung notwendig? (4)

235.) Wie gehen Sie bei einer Blutung in der Postmenopause diagnostisch vor? (3)

236.) Beschreiben Sie die stadiengerechte Therapie des Korpuskarzinoms! (4)

237.) Nennen Sie mindestens zwei Primärtumoren, die Ovarialmetastasen setzen können! (2)

238.) Was versteht man unter einem Gallertbauch (Pseudomyxoma peritonei) und wie entsteht dieser? (4)

239.) Was versteht man unter einem Gallertbauch (Pseudomyxoma peritonei) und wie entsteht dieser? (4)

240.) Beschreiben Sie die klassische Symptomatik beim Syndrom der polyzystischen Ovarien! (7)

241.) Welches ist das häufigste und bösartigste Ovarialmalignom? (1)

242.) Zu welcher Gruppe werden Dysgerminome gezählt und wie werden sie behandelt? (3)

243.) Wie gehen Sie diagnostisch vor bei Verdacht auf Ovarialmalignom? (9)

244.) Definieren Sie die Figo-Stadien Ic und IIa des Ovarialmalignoms! (2)

245.) Nennen Sie die beiden Säulen der Therapie eines Ovarialmalignoms! (2)

246.) Wie imponieren Fibroadenome in der Mammographie? (2)

247.) Welche typischen Beschwerden sind bei einer Mastopathie zu erwarten? (3)

248.) Nennen Sie mindestens fünf Befunde, die durch ein Mammakarzinom verursacht werden können. (5)

249.) Wohin metastasiert ein Mammakarzinom hämatogen? (7)

250.) Was versteht man unter der "Triple-Diagnostik" des Mammakarzinoms? (3)

251.) Definieren Sie das Mammakarzinom im TNM-Stadium T3 N2 M0! (3)

252.) Welche Mammakarzinome sind durch ein nicht-invasives Wachstum gekennzeichnet? (2)

253.) Nennen Sie mindestens drei Prognosefaktoren des Mammakarzinoms, die ein erhöhtes Metastasierungsrisiko bedeuten! (3)

254.) Unter welchen Voraussetzungen ist eine brusterhaltende Therapie des Mammakarzinoms gerechtfertigt? (4)

255.) Skizzieren Sie Möglichkeiten und Indikationen der postoperativen medikamentösen Therapie!

256.) Welches ist das häufigste Karzinom der Frau? (1)

257.) Welche Vorsorgeuntersuchungen sollten ab dem 20. Lebensjahr regelmäßig durchgeführt werden? (7)

258.) Wie oft führen Sie die Nachsorge in den ersten beiden Jahren nach Primärtherapie durch? (1)

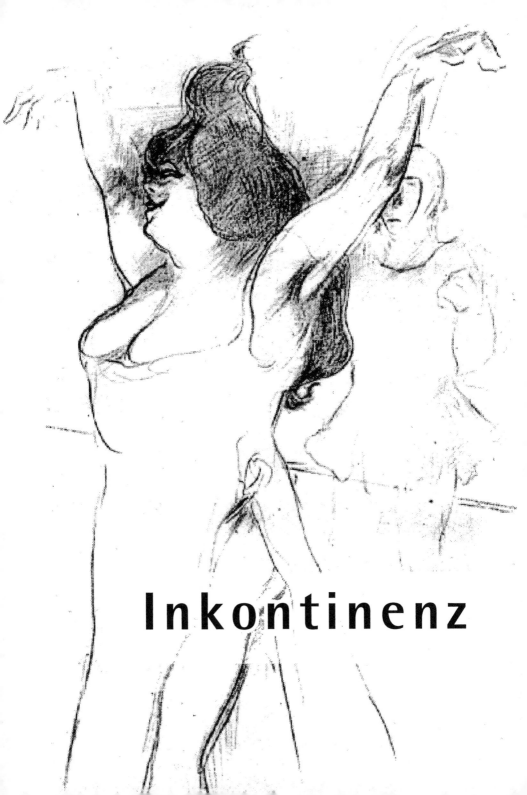

Inkontinenz

Henri de Toulouse-Lautrec (1864 - 1901)
Mademoiselle Cocyte in "Die schöne Helena"

Inkontinenz

F 259 ·· Deszensus et Prolapsus uteri et vaginae

Def
- Deszensus uteri: Tiefertreten des Uterus
- Prolapsus uteri: Uterus liegt vor Vulva (total) od. ist in Vulva sichtbar (partiell)
- Deszensus vaginae anterior: Zystozele (durch gewebliche Fixierung)
- Deszensus vaginae posterior: Rektozele

Ät **Insuffizienz der Haltestrukturen** (Ligamenta,
M. levator ani), v.a. bei:*vorausgegangenen*
Geburten u. Geburtsverletzungen, Übergewicht;
"Hängeleib", langjährige körperliche Belastung
(Heben schwerer Gegenstände),
konstitutioneller Bindegewebsschwäche

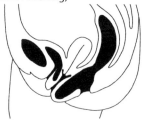

Descensus uteri et vaginae
mit Rektozele und Zystozele

Kli Senkungsgefühl, diffuse Kreuz- und
Rückenschmerzen, Streßinkontinenz, Anfälligkeit
für Zystitis oder Kolpitis, Pollakisurie,
Obstipation, Schmerzen bei Defäkation

Th Beckenbodengymnastik (meist nur nach Geburten
erfolgreich), Pessar (nur bei inoperablen Frauen),
OP (vaginale Uterusexstirpation mit vorderer
und hinterer Plastik)

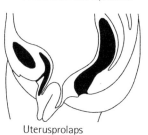

Pro Schwangeren- und Wochenbettgymnastik

Uterusprolaps

F 260 ·· Harninkontinenz-Diagnostik

Di
- Anamnese
- Urinuntersuchungen (Infekt?)
- Spekulumeinstellung mit Pressversuch (bei Streßinkontinenz Urinabgang)
- Urethrozystographie (Röntgenkontrastdarstellung von Urethra und Blase)
- Urethrozystotonometrie (simult. Druckmessung in Urethra und Blase)
- evtl. Zystoskopie, Sonographie, Zystometrie und Sphinktermanometrie

Streßinkontinenz

Syn   Belastungsinkontinenz

Def   unwillkürlicher Urinabgang unter Belastung; kein Harndranggefühl

Ät   insuffizienter Harnblasenverschluß durch Vergrößerung des urethro-vesikalen
       Winkels (Beckenbodenschwäche, Deszensus, Trauma, Übergewicht)

Eint   *Grad I*   *Urinabgang beim Husten, Lachen, Niesen (Bauchpresse)*
       Grad II   *Urinabgang beim Laufen, Tragen, Treppensteigen*
       Grad III   *absolute Inkontinenz (auch beim Liegen)*

Th   - Beckenbodengymnastik
       - OP: abdominale Kolposuspension (Marshall-Marchetti-Krantz), meist mit
       Uterusexstirpation; bei Deszensus vordere und hintere Plastik

F 261 . ## Urgeinkontinenz

Def   unwillkürlicher Urinabgang bei starkem Harndrang (Syn: Dranginkontinenz)

Ät   ungehemmte Detrusoraktionen (motorische Form) oder vermehrte sensible
       Entleerungsimpulse (sensorische Form); häufig nach Irritationen von
       Blase/Urethra (Zystitis, Strahlenzystitis, Blasensteine)

Th   - Th der Urs (Infekt, Stein)
       - medikamentös: Parasympatholytika, Spasmolytika, evtl. Sedativa, Östrogene

Überlaufinkontinenz

Def   *Entleerungsstörung mit Harnverlust*

Pg   Störung der Detrusorfunktion mit passiver Überdehnung der Blase
       $\Rightarrow$ intravesikaler Druck übersteigt Verschlußdruck $\Rightarrow$ passive Entleerung
Th   Parasympathomimetika

Reflexinkontinenz

Def   reflektorisch-selbsttätige Entleerung der Blase ohne Harndranggefühl

Ät   anormale spinale Detrusor-Reflexaktivität, z.B. bei Querschnittslähmung

F 262 ■ **Extraurethrale Inkontinenz**

Pat - *ureterovaginale, vesikovaginale, vesikorektale, urethrovaginale, urethrorektale Fistelbildung*
- dystop, distal des externen Sphinkters in die Harnröhre einmündender Ureter

Ät - Z.n. gynäkologischer OP (häufig, z.B. Nekrosefistel ca. 10-12d n. Hysterektomie)
- Z.n. Radiatio des kleinen Beckens (Spätfolge)
- infiltrierender TU im kleinen Becken

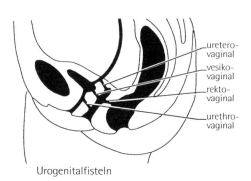

uretero-
vaginal
vesiko-
vaginal
rekto-
vaginal
urethro-
vaginal

Urogenitalfisteln

F 263 ■

Form	Ureterscheidenfistel	Blasenscheidenfistel
Kli	permanenter vaginaler Urinabgang, *Miktion intakt*	permanenter vaginaler Urinabgang, *Miktion nicht intakt, Blasenfüllung* ↓
Di	vaginale Inspektion, Ausscheidungsurographie mit in die Scheide eingelegten Tupfern und Injektion von Indigokarmin ⇒ blaue Anfärbung der Vaginaltupfer	vaginale Untersuchung, Zystoskopie und Blasenfüllung mit Indigokarmin ⇒ Fistelkanal vaginal sichtbar
Th	Schienung des Ureters oder operative Neuimplantation des Ureters in die Blase	bei intraoperativ erkannten Fisteln ⇒ sofortiger Verschluß; bei später erkannten oder aktinischen Fisteln ⇒ Exzision nach Abklingen d. Entzündung

LERNLISTE, INKONTINENZ

Deszensus et Prolapsus uteri et vaginae, Def, Ät, Kli, Th, Pro
Harninkontinenz-Diagnostik, Di
Streßinkontinenz, Syn, Def, Ät, Eint, Th
Urgeinkontinenz, Def, Ät, Th
Überlaufinkontinenz, Def, Pg, Th
Reflexinkontinenz, Def, Ät,
Extraurethrale Inkontinenz, Pat, Ät, Form, Kli, Di, Th

FRAGEN, INKONTINENZ

259.) Nennen Sie häufige Ursachen von Senkungsbeschwerden! (4)
260.) Nennen Sie häufige Ursachen von Senkungsbeschwerden! (4)
261.) Was verstehen Sie unter einer Überlaufinkontinenz? (1)
262.) Welche Formen einer extraurethralen Inkontinenz kennen Sie? (5)
263.) Wie unterscheidet sich klinisch die Ureterscheidenfistel von der Blasenscheidenfistel? (3)

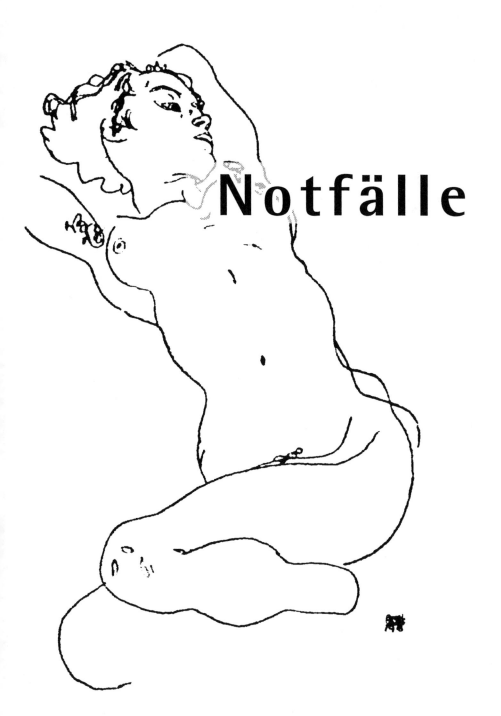

Notfälle

Egon Schiele (1890 - 1918)
Weiblicher Akt

Notfälle

F 264 ▪▪ **Akutes Abdomen**

Def lebensbedrohliches Syndrom mit den Leitsymptomen akut auftretende Schmerzen, abdominelle Abwehrspannung, Kreislaufstörungen (Schock)

Ät

genitale Urs (schwanger)	genitale Urs (nicht-schwanger)
innere Blutung: Extrauteringravidität, Uterusruptur, vorzeitige Plazentalösung	innere Blutung: Ruptur einer Ovarialzyste, verstärkte Ovulationsblutung, postoperative Blutung, Perforation eines Karzinoms
Entzündung: septischer Abort, Amnioninfektionssyndrom, Puerperalfieber, Salpingitis, Peritonitis	Entzündung: akute Adnexitis, Ruptur eines Pyosalpinx, Tuboovarialabszess, infiziertes Myom, zerfallendes Karzinom
	andere: Stieldrehung (Ovarialzyste, Tumor, Myom), Ruptur einer Ovarialzyste, Ovulation, Dysmenorrhoe

extragenitale Ursachen (Auswahl)

Unterbauch: Appendizitis (rechts), Sigmadivertikulitis (links), Uretersteine (Koliken), M. Crohn, Harnverhaltung, mechanischer Ileus, akute Enterokolitis

Oberbauch: Cholezystitis, Magenulkus, Pankreatitis, Pleuritis, inkarzerierte Hiatushernie, Herzinfarkt

Di
- Schwangerschaft: Amenorrhoe, HCG
- innere Blutung: Blässe, Bauchdeckenspannung, systolischer RR ↓, Puls ↑, evtl. Hb ↓, Douglaspunktion, Laparoskopie
- Entzündung: Fieber, Leukozytose, CRP ↑, BSG ↑

Th Th der Grunderkrankung (z.B. operative Th von Appendizitis oder Extrauteringravidität)

Cave in der Praxis besonders wichtig ist die DD Adnexitis, Appendizitis und EUG, v.a. da Appendizitis und EUG operativ behandelt werden müssen.

F 265 ▪ **Irreguläre genitale Blutung**

Def *Genitalblutung, die nicht an normalen Zyklus gebunden ist, deren Art oder Stärke von der üblichen Monatsblutung abweicht, sowie alle Postmenopausen-Blutungen*

Di
- aszendierende Diagnostik, d.h. zunächst Vulva, Vagina und Portio (Inspektion, Spekulum, Kolposkopie, Zytologie, Probeentnahme), falls erfolglos
- Corpus uteri (Abrasio, Hysteroskopie) und Adnexe (Sono) und zuletzt
- Herz, Kreislauf etc. untersuchen
- Cave: Di einer funkt. Menstruationsanomalie nur nach Ausschluß einer org. Urs

F 266 ■

Ät, Di **Anomalien der Menstruation** (s. dort): Polymenorrhoe, Oligomenorrhoe, Hypermenorrhoe, Hypomenorrhoe, Metrorrhagie, Menorrhagie, Brachymenorrhoe

organische Blutungstörungen:
- *Ca (v.a. Zervix-, Corpus-Ca): Inspektion, Palpation, Kolposkopie, Zytologie, Abrasio*
- *Myom, Polyp: Palpation, Sono*
- *Infektion (z.B. Kolpitis, Adnexitis): Schmerzen, Fieber, Palpation, Labor, Abstrich*
- *Verletzungen (Kohabitation, Masturbation): Inspektion*
- *Portioektopie: keine Schmerzen, postkoitale Blutung, Inspektion, Kolposkopie*
- *Intrauterinpessar: Menorrhagie, Hypermenorrhoe, Sono; Pessarulkus: Inspektion*
- *Hypertonie, Leber-, Nierenerkr., Gerinnungsstrg.: Labor, körperliche Untersuchung*

Blutungen in der Schwangerschaft (s. dort)
- Abort: Inspektion, Schwangerschaftstest, Sono
- Extrauteringravidität: Unterbauchschmerz, ß-HCG, Sono ("leerer Uterus")
- vorzeitige Plazentalösung: Schmerz, brettharter Uterus, Sono

Blutungen im Wochenbett:
- Geburtsverletzung: Schmerzen, Inspektion
- Plazentaretention: Palpation (Uterus vergrößert), Sono
- Gerinnungsstörung, Blutverlust sub partu ↑, Gestose, HELLP-Syndrom: Labor
- Endometritis: Fundusschmerz, Fieber, fötide, vermehrte Lochien

F 267 # Toxisches Schock-Syndrom

Kli
- hohes Fieber
- Haut- und Schleimhautreaktionen: palmoplantare Desquamation, Konjunktivitis
- hypovolämischer Schock

Ät Toxine, v.a. von Staphylococcus aureus, in Zusammenhang mit Menstruation, Anwendung von Tampons, Geburt, Operation

Di Klinik, BSG ↑↑

Th
- Beseitigung der Ursache (Tampon entfernen)
- Schocktherapie
- Antibiotika

Prg schwerer Verlauf, evtl. letal

Anm *erstmals 1978 in den USA beschrieben, im Zusammenhang mit der Anwendung von Tampons*

F 268   **Ovarielles Überstimulationssyndrom**

Def   potentiell lebensbedrohliche Komplikation der ovariellen Stimulationstherapie bei Sterilität (z.B. mit Gonadotropinen, Clomiphen)

Epi   Häu bei HMG/HCG-Th ca. 33%, bei Clomiphen-Th ca. 6%

Grad	Kli	Th
Grad I	Ovarialvergrößerung < 5cm, Östradiol i.S. -	Medikamente absetzen
Grad II	Ovarialzysten bis Faustgröße, Östradiol i.S. --, gespannte Bauchdecke, Übelkeit, Erbrechen	symptomatisch, stationäre Überwachung
Grad III	*große Ovarialzysten mit Aszites und Pleuraerguß, Hämokonzentration (durch Extravasatbildung), Blutgerinnungsstörungen* mit Thromboemboliegefahr (Lebensgefahr!)	Intensiv-Th: Wasser-, Elektrolyt-, Eiweißbilanzierung, und -Ersatz, Kontrolle der Gerinnungsparameter, ggf. Substitution, evtl. Entlastungspunktion, OP (Ausnahme)

Prg   - spontane Rückbildung der Symptome ca. 3 Tage nach Einsetzen der Menstruation
       - Eintreten einer Schwangerschaft ⇒ Persistenz (6-8 Wochen) und Verschlechterung des Syndroms ⇒ stationäre Überwachung

F 269   **Vergewaltigung**

Def   **Vergewaltigung** (§ 177 StGB) *ist das Erzwingen eines außerehelichen Beischlafes mit Gewalt oder durch Drohung mit gegenwärtiger Gefahr für Leib und Leben*; der Beischlaf ist vollzogen, wenn das männl. Glied in den Scheidenvorhof eindringt, bloßes Berühren der Schamlippen mit dem Glied gilt als Versuch; der Tatbestand "Vergewaltigung" ist zumindest an den Versuch eines Beischlafes gebunden.

ärztliche Untersuchung
- nur in Gegenwart einer weiteren Person; Befund lückenlos dokumentieren (Fotos)!
- Befragung und Beurteilung der psychischen Verfassung: Situation berücksichtigen, Wartezeit abkürzen, behutsam vorgehen.
- Anamnese: Vita sexualis, Verwenden von Kontrazeptiva, Protokoll der Vergewaltigung, Verhalten nach der Vergewaltigung, Zustand der Kleidung
- Verletzungen: Untersuchung "von Kopf bis Fuß" auf Hämatome, Schürfungen, Abwehrverletzungen, Bißverletzungen und Schleimhautverletzungen
- Genitale: Rötungen, Schürfungen, Blutungen am inneren und äußeren Genitale, Zeichen der Defloration (Verletzungen außerhalb des Genitales weit häufiger), Schamhaare auskämmen (Fremdhaare!) und asservieren
- Scheidenabstrich: mind. 5 Abstriche aus hinterem Scheidengewölbe, sofort nativ mikroskopieren nach bewegl. (5-8 h) oder unbewegl. Spermien (1-2 Tage, Köpfe

bis 72 h), Nachweis saurer Phosphatase (aus Prostatasekret); 4 Stichtupfer
trocknen und zur Täterfeststellung weiterleiten (Sperma, Blutgruppe, DNA)

F 270

weitergehende Maßnahmen
- Blutentnahme, Urinprobe: Nachweis einer Infektion (HIV, Lues, Herpes, Hepatitis), Schwangerschaftsausschluß, Alkoholuntersuchung
- Postkoitalpille ("morning after pill")
- Nachuntersuchungen: Feststellung einer evtl. Schwangerschaft oder Infektion
- in Zweifelsfällen Rücksprache mit gerichtsmedizinischem Institut

rechtliche Aspekte
- *die Frau ist bei der ärztlichen Untersuchung zur Mitwirkung verpflichtet, soweit die Maßnahmen zumutbar und zur Wahrheitsfindung erforderlich sind.*
- dem Opfer sollte zur sofortigen Anzeige geraten werden (cave Wiederholung!).
- auch ohne Erstattung einer Anzeige soll ärztlich untersucht und Spuren gesichert werden, da die Patientin später möglicherweise doch Anzeige erstatten möchte.
- um den juristischen Tatbestand objektiv zu erfassen und der Patientin wiederholte Untersuchungen zu ersparen, soll unbedingt eine Ganzkörperuntersuchung durchgeführt, befundet und dokumentiert werden (Fotos).
- für den Arzt besteht keine Anzeigepflicht, aber Schweigepflicht. Nach Entbindung von der Schweigepflicht kann er vor Gericht als Sachverständiger aussagen.
- erzwungener ehelicher Beischlaf ist juristisch keine Vergewaltigung.
- ca. 15% Falschanzeigen (v.a. 13-19-jährige; Fehlen von Verletzungen kein Beweis einer Falschanzeige!), evtl. primäre Freiwilligkeit, selbstbeigebrachte Verletzungen

LERNLISTE, NOTFÄLLE

Akutes Abdomen, Def, Ät (genitale Urs, schwanger), Ät (genitale Urs, nicht-schwanger),
Ät (extragenitale Urs, Auswahl), Di, Th, Cave
Irreguläre genitale Blutung, Def, Di, Ät, Di (Anomalien der Menstruation), Ät, Di (organische Blutungstörungen), Ät, Di (Blutungen in der SS), Ät, Di (Blutungen im Wochenbett)
Toxisches Schock-Syndrom, Kli, Ät, Di, Th, Prg, Anm
Ovarielles Überstimulationssyndrom, Def, Epi, Grad - Kli - Th, Prg
Vergewaltigung, Def, ärztliche Untersuchung, weitergehende Maßnahmen, rechtliche Aspekte

FRAGEN, NOTFÄLLE

264.) Welche genitalen Ursachen eines akuten Abdomens bei einer Schwangeren kennen Sie? (8)

265.) Wann spricht man von einer irregulären genitalen Blutung? (3)

266.) Nennen Sie mindestens sechs Ursachen für organische genitale Blutungen, die nicht während einer Schwangerschaft und nicht im Wochenbett auftreten. (6)

267.) Wann, wo und in welchem Zusammenhang wurde das toxische Schock-Syndrom erstmals beschrieben? (3)

268.) Beschreiben Sie die Symptomatik eines ovariellen Überstimulationssyndroms dritten klinischen Grades. (5)

269.) Was ist eine Vergewaltigung? (6)

270.) Ist die Frau bei der ärztlichen Untersuchung nach einer Vergewaltigung zur Mitwirkung verpflichtet? (1)

Abkürzungen der Gliederungsüberschriften

Abb	Abbildung
Ät	Ätiologie
Anat	Anatomie
Anm	Anmerkung
BB	Blutbild
Biog	Biogenese
DD	Differentialdiagnose
Def	Definition
Di	Diagnose
Eint	Einteilung
Elim	Elimination
Entw	Entwicklung
Epi	Epidemiologie
Err	Erreger
Form	Formen
Häu	Häufigkeit
His	Histologie
Ind	Indikation
Inf	Infektion
KI	Kontraindikationen
Kli	Klinik
Ko	Komplikationen
Lab	Labor
Pat	Pathologie
Lok	Lokalisation
Met	Metastasierung
Pg	Pathogenese
Phy	Physiologie
Pkin	Pharmakokinetik
PPh	Pathophysiologie
Prg	Prognose
Pro	Prophylaxe
Psy	Psyche
Rif	Risikofaktoren
Rö	Röntgen
Sekr	Sekretion
Stad	Stadium
Syn	Synonyma
Th	Therapie
Üs	Übersicht
Urs	Ursachen
UW	unerwünschte Wirkungen
Verl	Verlauf
Vor	Voraussetzung
Vork	Vorkommen
Wi	Wirkung
Wm	Wirkmechanismus
Ws	Wirkstoff

GYNÄKOLOGIE PUR – LERNLISTE

Allgemeines

Becken, Beckenboden, Pelvis, Symphysis pubica, Linea terminalis, Pelvis major, Pelvis minor, Beckeneingang, Beckenausgang, Beckenboden, Diaphragma pelvis, Diaphragma urogenitale, Perineum, Schließmuskulatur

Äußeres Genitale, Mons pubis, Labia majora, Labia minora, Vestibulum vaginae, Bartholini-Drüse, Klitoris

Vagina, Anat, Phy

Uterus, Uterus, Cervix uteri, Portio vaginalis, Fundus uteri, Corpus uteri, Isthmus uteri, Douglas-Raum, Perimetrium, Myometrium, Endometrium, **Halterungssystem,** Lig. latum uteri, Lig. teres uteri, Lig. vesicouterinum, Lig. cardinale, Lig. sacrouterinum, Phy, endometrialer Zyklus

Tuben (Salpinx, Eileiter), Tuba uterina, Infundibulum tubae, Fimbriae tubae, Ampulla tubae, Isthmus tubae, Pars uterina tubae, Wandschichten, Tunica mucosa, Phy

Ovarien, Ovarium, Cortex ovarii, Medulla ovarii, Phy, **ovarieller Zyklus,** Primärfollikel, Sekundärfollikel, Tertiärfollikel

Weibliches Genitale, Anat

Brustdrüse, Papilla mammae, Areola pap. m., Corpus mammae, Gl. mammaria, Lobus gl. m, Ductus lactiferi, Sinus lactiferi, Alters- und Hormonabhängigkeit

Releasing-Hormon, Syn, Biog, Sekr, Wi

Oxytocin, Biog, Sekr, Wi, Ind

Gonadotropine, Syn, Biog, Sekr, Wi, Anm

Prolaktin, Syn, Biog, Sekr, Wi

Androgene, Biog, Sekr, Elim, Wi

Östrogene, Biog, Sekr, Elim, Wi

Progesteron, Syn, Biog, Sekr, Wi

Gynäkologische Diagnostik, Spekulumuntersuchung, bimanuelle Palpation, Kolposkopie, Vaginalzytologie, Kolpozytologie, Portiozytologie, Zervixzytologie, Kürettage, Strichkürettage, fraktionierte Kürettage, Konisation, Pertubation, Hysterosalpingographie, Hysteroskopie, Sonographie, Laparoskopie, Mammographie

Entwicklung der Frau

Geschlechtsentwicklung, chromosomale Geschlechtsdeterminierung, gonadale Geschlechtsdeterminierug, phänotypische Geschlechtsdeterminierung, **Differenzierung des äußeren Genitale,** Kloakenfalten, Genitalhöcker, Genitalwülste, Urogenitalspalte, **Differenzierung des inneren Genitale**

Uterus- und Vaginalfehlbildungen, Ät, Form, Di, Th

Fehlbildungen der Tuben, Ät, Form, Di, Th

Aberrationen der Geschlechtschromosomen, Typ, Def, Ät, Beispiel

Gonadendysgenesie, Def, Form, PPh, Kli, Di, Th

Intersexualität, Def, Form

Hermaphroditismus verus, Def, Ät, Kli, Di, Th, Prg

Pseudohermaphroditismus, Def, Form, Genotyp, Phänotyp, Ät, Kli, Di, Th

Adrenogenitales Syndrom (AGS), Def, PPh, Ät, Kli, Verl, Di, Th, Prg

Hirsutismus, Def, Ät, Di, Th

Pubertät, Def, sekundäre Geschlechtsmerkmale, Kli Organveränderung – Alter, Psy

Pubertas praecox, Pseudopubertas praecox

Pubertas praecox, Def, PPh, Ät, Di, Th

Pseudopubertas praecox, Def, PPh, Ät, Di, Th

Pubertas tarda, Kli, Ät, Lab, Di, Th,

Minderwuchs, Ät, Th

Hochwuchs, Ät, Th

(Allgemeines), OP **(brusterhaltendes Vorgehen),** Ind, KI, **OP (modifiziert-radikale Mastektomie),** Ind, Chemotherapie, Hormontherapie, Strahlentherapie,

Maligne Tumoren, Vork, Üs, Tumor – Häu – Altersgipfel

Vorsorge, Def, Üs, Alter – Untersuchungen, Termine

Nachsorge, Def, Untersuchungen, Termine

Inkontinenz

Deszensus et Prolapsus uteri et vaginae, Def, Ät, Kli, Th, Pro

Harninkontinenz-Diagnostik, Di

Streßinkontinenz, Syn, Def, Ät, Eint, Th

Urgeinkontinenz, Def, Ät, Th

Überlaufinkontinenz, Def, Pg, Th

Reflexinkontinenz, Def, Ät,

Extraurethrale Inkontinenz, Pat, Ät, Form, Kli, Di, Th

Notfälle

Akutes Abdomen, Def, Ät (genitale Urs, schwanger), Ät (genitale Urs, nicht-schwanger),
Ät (extragenitale Urs, Auswahl), Di, Th, Cave

Irreguläre genitale Blutung, Def, Di, Ät, Di (Anomalien der Menstruation) Ät, Di (organische Blutungsstörungen), Ät, Di (Blutungen in der SS), Ät, Di (Blutungen im Wochenbett)

Toxisches Schock-Syndrom, Kli, Ät, Di, Th, Prg, Anm

Ovarielles Überstimulationssyndrom, Def, Epi, Grad – Kli – Th, Prg

Vergewaltigung, Def, ärztliche Untersuchung, weitergehende Maßnahmen, rechtliche Aspekte

Tumoren

Vulvakarzinom, Präkanzerosen, Cave, Ät, His, Met, Kli, Di, Stadien (FIGO), Th, Prg

Vaginalkarzinom, His, Kli, Met, Th, Prg

Uterusmyome, Def, Epi, Ät, Lok, Kli, Di, Cave, Th, OP-Ind, Myom und Gravidität

Endometriose, Def, Lok, Pg, Kli, Di, Th, Prg

Zervixkarzinom, Pg, Ät, Entw, His, Morph, Kli, Ko, Met, Di, Merke, Üs Stadien (FIGO) – Th, Prg

Zytologie nach Papanicolaou, Def, Üs Gruppe – Zellbild – Th, Anm

Korpuskarzinom, Syn, Rif, His, Lok, Kli, Di, Met, Üs Stadium (FIGO) – Th, Anm

Ovarialtumoren – Übersicht, Allgemeines, Eint, Cave

Ovarialkystome, Form, Morph, Epi, Ko

DD zystischer Ovarialtumoren, DD

Teratome, Ät, Morph, Epi

Granulosa-Tumoren, Thekazell-Tumoren, Kli, Prg

Arrhenoblastome, Kli, Prg

Polyzystische Ovarien, Syn, Ät, Pat, Kli, Di, Th

Ovarialmalignome, epitheliale Tumoren, Tumoren des gonadalen Stromas, Lipoidzelltumoren, Keimzelltumoren, Mischtumoren aus Keimleiste und Keimzellen, bindegewebige Tumoren, Anm, Kli, Di, Met, Üs Stadium – Prg, Th, Anm

Fibroadenom der Mamma, Epi, Kli, Di, Prg, Th

Milchgangspapillom, Kli, Prg

Mastopathie, Def, Syn, Epi, Kli, Eint, Di, Th

Mammakarzinom, Rif, Epi, Kli, Lok, Met, Cave, Di, Zusatzverfahren, Metastasensuche, TU-Marker, Menopausenstatus, TNM-Klassifikation, nicht-invasives Wachstum, invasives Wachstum, Morbus Paget der Mamille, Prg, hohes Metastasierungsrisiko, "high risk" bei metastasiertem, Th

Menstruation

Ovulatorischer Zyklus, Ovulation, Üs **Follikelphase** – **Lutealphase,** Hormone, Follikel, Tuben, Endometrium, Zervixsekret, Vagina, Brustdrüse;
Feststellung der Zyklusphase

Menstruation, Def, Syn, Urs, Phy, Kli, Verschiebung der Menstruation

Anomalien der Menstruation, Hypermenorrhoe, Hypomenorrhoe, Menorrhagie, Brachymenorrhoe, Polymenorrhoe, Oligomenorrhoe, unregelmäßige Blutung, Schmierblutung, prämenstr. Spotting, postmenstr. Spotting, Mittelblutung, Metrorrhagie, Dysmenorrhoe, dysfunktionelle Blutung, anovulatorische Blutung

Amenorrhoe, Def, Form

Uterine Amenorrhoe, Ät, PPh, Kli, Di, Th

Ovarielle Amenorrhoe, Def, Ät, Kli, Di, Th

Hypothalamisch-hypophysäre Amenorrhoe (zentrale A.), Ät, PPh, Kli, Lab, Di, DD, Th

Amenorrhoe-Galaktorrhoe-Syndrom, Def, PPh, Ät, Kli, Di, Th

Endokrine Amenorrhoe, Def, Ät

Ovulationsblutung, Def, Ät, Kli, Th

Prämenstruelles Spotting, Def, PPh, Di, Th

Postmenstruelles Spotting, Def, PPh, Di, Th

Anovulatorische Blutung, Def, PPh, Kli, Ko, Di, Th

Glandulär-zystische Hyperplasie, Def, His, PPh, Ät, Epi, Kli, Di, DD, Th

Dysmenorrhoe, Def, Form, Ät, Kli, Di, Th

Mastodynie, Def, Ät

Prämenstruelles Syndrom, Def, PPh, Epi, Kli, Di, Th

Klimakterium

Klimakterium, Menopause, Def (Klimakterium), Def (Menopause)

Üs Prä-, Postmenopause, Senium, Def, Phy, Kli, Th, Cave, Phy (Hormone)

Klimakterische Blutung, Def, Ät, Kli, Di, Th

Klimakterisches Syndrom, Def, Syn, Epi, Ät, Kli, Cave, Th, Anm

Lichen sclerosus, Def, Kli, Di, DD, Th

Colpitis senilis, Def, PPh, Kli, Th

Entzündungen

Fluor genitalis, Def, PPh, Ät, Di, Besonderheiten beim Kind, Besonderheiten im Alter, Th, Anm

Vulvitis, Ät, Kli, Th

Bartholinitis, Pg, Kli, Err, Th

Kolpitis, Syn, Pg, Üs, Err - Kli, Di, Th, Cave

Endometritis, Def, Pg, Kli, Ko, Di, Th

Adnexitis, Pg, Err, Kli, Di, DD, Th, Ko, Spätfolgen, Anm

Mastitis non-puerperalis, Def, Epi, Ät, Kli, Ko, Di, DD, Th

Infektionen

Gonorrhoe, Syn, Err, Kli (untere Gonorrhoe), Kli (obere Gonorrhoe), Ko, Di, Th

Lues (Syphilis), Err, Epi, Kli, Di, Th

Ulcus molle, Syn, Err, Kli, Di, Th

Lymphogranuloma inguinale, Err, Epi, Kli, Ko, Di, Th

Genitaltuberkulose, Ät, Lok, Kli, Di, Sicherung der Diagnose durch, Th, Anm

Condylomata acuminata, Syn, Err, Kli, Di, DD, Th, Cave

Herpes genitalis, Err, Kli, Di, Th, Cave

Candida-Mykose, Syn, Err, Epi, Kli, Di, Th

Trichomoniasis, Err, Kli, Di, Th

Pediculosis pubis, Syn, Err, Kli, Di, Th

Scabies, Syn, Err, Epi, Pg, Kli, Di, Th

Wochenbett

Wochenbett, Def, genitale Veränderungen, extragenitale Veränderungen, Wochenbettgymnastik, Harnentleerung, Darmentleerung, Hygiene, Vorsorge

Lochien (Wochenfluß), Def, Üs Lochien - Dauer - Hauptbestandteile, Üs Zeitpunkt - Fundusstand, Cave

Laktation, Steuerung des Laktationsbeginns, Milcheinschuß, Kolostrum, transitorische Muttermilch, reife Muttermilch, Stillen, Bedeutung des Stillens

Abstillen, Def, Ind, Vorgehen, Anm

Lochiometra, Syn, Ät, Kli, Di, Th, Pro

Endometritis puerperalis, Pg, Kli, Ko, Di, Th, Pro

Postpartale Blutungen, Ät, Di, Th

Sheehan-Syndrom, Def, Ät, Kli, Di, Th

Wochenbettpsychose, Def, Ät, Kli, Di, Th, Pro

Agalaktie, Hypogalaktie, Def, Ät, Th

Hypergalaktie, Def, PPh, Th

Milchstauung, Def, Syn, Ät, Ko, Th

Mastitis puerperalis, Def, Err, Ät, Epi, Kli, Di, Th, Pro

Sexualität, Familie

Sexualakt, sexuelle Erregung durch, Phasen des Sexualaktes, libido-beeinflußende Faktoren

Störungen des Sexualaktes, Form, Ät, Th

Kontrazeption, Syn, Pearl-Index, Ind, Üs Methode - Typ - Pearl-Index

Zeitwahlmethoden, Prinzip, Vor, **Kalendermethode,** Prinzip, Vor, **Basaltemperaturmethode,** Phy, Prinzip, Vor

Intrauterinpessar (IUP), Form, Wm, Anwendung, Ko, KI, Anm

Mechanische und lokal-chemische Kontrazeptiva, Eint, Wm, KI, Cave

Operative Kontrazeptionsmethoden, Eint, Ind, UW

Hormonale Kontrazeptiva, Üs Typ - Kennzeichen, Wm, Ind, UW, KI, **Üs Minipille – Depotpräparate, Postkoitalpille,** Ws, Wm, Wi, Ind, UW, KI, Applikation

Impotenz, Def, Form

Infertilität der Frau, Def, Ät, Di, Th

Sterilität, Def, Form, Epi, Di, **Üs Ät – Di – Th,** ovariell, tubar, uterin, zervikal, vaginal, extragenital

Sterilität des Mannes, Ät, Di, Th

Adoption

Insemination, künstliche Befruchtung, homologe Insemination, heterologe Insemination, in-vitro-Fertilisation-Embryonentransfer, embryo-in-Fallopian-tube-transfer, Gametentransfer, intrazytoplasmatische Spermieninjektion

Schwangerschaft

Konzeption - Implantation, Üs Tag - Stadium - Kennzeichen, Üs

Tag - Stadium - Kennzeichen, Anm

Implantation - Plazentation, Veränderungen des Endometriums,

Implantation, Plazentation

Plazenta, Phy, Hormonsynthese, Anat

Nabelschnur, Anat, Phy, PPh

Eihäute, Entw, Amnion, Chorion, Eihäute bei Zwillingen

Fruchtwasser, Phy

Hydramnion, Def, Ät, Ko, Th

Oligohydramnion, Def, Di, Ät, Ko

Entwicklung der Frucht, Embryonalperiode, Fetalperiode,

Keimblätter, Teratogenese

Entwicklungsstörungen, Üs Wo p.c. - Entwicklungsstörung

Fetales Wachstum, Wachstum (Faustregel), Gewicht

Adaptation des mütterlichen Organismus, Herz-Kreislauf, Blut,

Lunge, GI-Trakt, Endokrinium, Niere, Haut, Bewegungsapparat,

Genitale und Mamma

Schwangerschaftsfeststellung, Kli, Lab, Sono, Di (sichere

SS-Zeichen)

Bestimmung des Geburtstermins, Schwangerschaftsdauer,

Naegele-Regel, Sono, weitere Kriterien

Schwangerschaftsvorsorge, Frequenz, Erstuntersuchung,

Folgeuntersuchungen, Fundusstand, Leopold-Handgriffe, Anm

Ultraschall, Allgemeines, 1. Screening, 2. Screening, 3. Screening,

Doppler

Cardiotokogramm (CTG), Def, Ind, normale mittlere Herzfrequenz,

mittelfristige Frequenzveränderungen, kurzfristige

Frequenzveränderungen

Pränatale Diagnostik, Def, Ind, Form

Mutterschutz, in der Schwangerschaft gilt, in Schwangerschaft

und Stillzeit gilt, es gelten folgende Fristen, Erziehungsurlaub

---

Symphysendehnung, Ät, Kli, Di, Th, Pro

Geburtsverletzungen der Mutter, Form, Ät, Kli, Ko, Di, DD, Th,

Cave

Fruchtwasserembolie, Def, Pg, Kli (Frühphase), Kli (Spätphase), Di,

Th

Schock, Ät, PPh, Kli, Di, Th

Frühgeburt, Vorgehen

Mehrlingsgeburt, Vorgehen bei Zwillingen, Vorgehen bei Drillingen

Störungen der Thermoregulation, Phy, PPh, Th

Kardiale Adaptationsstörungen, Phy, PPh, Th

Atemnotsyndrom des Neugeborenen, Def, Syn, Ät, Kli, Th, Pro

Reanimation des Neugeborenen, Ind, Vorgehen (ABCD-Regel),

Anm

Geburtsverletzungen des Neugeborenen

Fazialisparese, Ät, Kli, Di, Th, Prg

Plexusparese, Ät, Kli, Di, Th, Prg

Caput succedaneum, Def, Ät, Kli, Di, Th

subgaleales Hämatom, Ät, Kli, Di, Th

Kephalhämatom, Ät, Kli, Di, Th

Schädelfraktur, Form, Ät, Kli, Di, Th

Claviculafraktur, Ät, Kli, Di, Th

Humerusfraktur, Form, Ät, Kli, Di, Th

Krampfanfälle des Neugeborenen, Ät, Kli, Di, Th

Frühgeborenes, Def, Kli, Di, Th

Mangelgeborenes, Def, Syn, Ät, Kli, Th

Lippen-Kiefer-Gaumenspalte, Def, Kli, Th

Choanalatresie, Def, Kli, Di, Th

Ösophagusatresie, Def, Epi, Ät, Kli, Di, Th

Weitere Fehlbildungen (Auswahl), Polydaktylie, Syndaktylie,

Fußdeformitäten, Phokomelie, Hüftgelenksdysplasie, Nävi,

Hämangiome, Hydrocephalus, Anencephalus, Mikrocephalus,

Encephalocele, Meningocele, Myelocele, Omphalocele,

Ureterabgangsstenose, Zystenniere, Blasenekstrophie

Schwangerschaftsabbruch, nicht-rechtswidriger Abbruch, rechtswidriger, straffreier Abbruch, Form, Ko, Prg
Kindliche Mortalität, Lebendgeburt, Totgeburt, perinatale Mortalität, Epi, Ät
Mütterliche Mortalität, Def, Epi, Ät

Schwangerschaftsstörungen

Abort, Def, Syn, Eint, Epi, Ät, Kli, Di, DD, Üs Form - Kennzeichen, Th
Extrauteringravidität (EUG), Epi, Lok, Ät, Kli, Di, Th, Prg
Trophoblasterkrankungen, Üs Form - Kennzeichen, Epi, Kli, Di, Th, Prg
Hyperemesis gravidarum, Def, Epi, Ät, Kli, Lab, Th
Hypertensive Erkrankungen der Schwangerschaft, Üs Erkrankung - Kennzeichen, Epi, Ät, Rif, PPh, Pat, Kli, Ko, Lab, Di, Th, Cave
Schwangerschaft und Diabetes mellitus, Risiken für die Mutter, Risiken für das Kind, Th, Prg
Gestationsdiabetes, Def, Ät, Rif, Di, Th, Prg
Ikterus in graviditate, Ät
intrahepatische Schwangerschaftscholestase, Epi, Kli, Th, Prg
Herzinsuffizienz in graviditate, Def, Ko, Th
Phlebothrombose in graviditate, Def, Lok, Ko, Th
Eisenmangelanämie in graviditate, Def, Epi, Ko, Th
Appendizitis in graviditate, Epi, Kli, Ko, Th
Akute Pyelonephritis in graviditate, Epi, PPh, Kli, Ko, Di, Err, Th
Niereninsuffizienz in graviditate, Def, Ko, Th
TORCH-Infektionen, Def, Err, Di, Prg
Röteln, Epi, Kli, Th
Toxoplasmose, Inf, Kli, Th
Cytomegalie-Virus-Infektion, Epi, Inf, Kli, Th
Syphilis, Inf, Kli, Th

Sectio caesarea, Eint, Ind, Technik, Ko, Prg
Apgar-Schema, Allgemeines, Üs (APGAR-Schema), Anm
Erstversorgung des Kindes, Vor, Vorgehen, Cave
Untersuchung des Neugeborenen, Üs Nabelschnurart.-pH - Maßnahmen, Reifebeurteilung (n. Petrussa)
Erstuntersuchung (= U1), Ziel, Kriterien, weitere Maßnahmen

Geburtskomplikationen

Hypotone, normotone Wehenschwäche, Def, Ät, Di, Ko, Th
Hypertone Wehenschwäche, Def, PPh, Kli, Di, Th
uterine Hyperaktivität, Def, PPh, Ko, Di, Th
diskoordinierte Wehenstörung, Ko
Haltungs- und Einstellungsanomalien, Def, Form, Di, Ko, hintere Hinterhauptslage, Vorderhauptslage, Stirnlage, Gesichtslage, hoher Geradstand, tiefer Querstand
Beckenendlage, Form, Ät, PPh, Di, äußere Wendung, Sectio, **vaginale Entbindung**, Vor, zwei Phasen, Entbindung, Methode n. Bracht, klassische Armlösung, Methode n. Veit-Smellie, absolute KI, Ko
Querlage, Ät, Epi, Di, Ko, Vorgehen, Cave
Mißverhältnis, Def, Ät, Ko, Di, Th
Geburtsrisiken bei mütterlichen Fehlbildungen, Tumoren, und Z.n. Operationen, Fehlbildungen, Tumoren, Operationen
Regelwidrige Geburtsdauer, verkürzte Geburtsdauer, Ko, **protrahierte Geburtsdauer, Geburtsstillstand**, Ko, Anm
Nabelschnurkomplikationen, Form, Kli, Di, Th
Intrauterine Hypoxie, PPh, Ko, Di, Th
Plazentalösungsstörungen, Def, Form, Kli, Th
Partielle Plazentaretention, Kli, Di, Th
Atonische Blutung, Ät, Kli, Di, Th, Pro
Uterusruptur, Form, Pg, Ät, Kli, DD, Th

Ringelröteln, Kli

Herpes-simplex-Infektion, Inf, Kli

Varizella-Zoster-Virus-Infektion, Epi, Inf, Kli, Pro

Impfungen in graviditate, Cave, Lebendimpfstoffe, Tot-, Subunit-Impfstoffe

Medikamente in graviditate, Cave, Antibiotika, Analgetika, orale Antidiabetika, Antikoagulantien, Kortikosteroide, Antiepileptika, Lithium

Morbus haemolyticus fetalis, Def, Ät, PPh, Kli, Di, Th, Pro

Drohende Frühgeburt, Def, Epi, Ät, Err, Rif, Kli, Di, Th, Ko, Prg

Vorzeitiger Blasensprung, Def, Epi, Di, Ko, Th

Plazentainsuffizienz, Def, Ät, Kli, Ko, Di, Th

Intrauterine Mangelentwicklung, Def, Syn, Ät, Th

Übertragung, Def, Ko, Di, Th

Vorzeitige Plazentalösung, Def, Ät, Epi, Kli, Di, DD, Th

Plazenta praevia: Def, Form, Epi, PPh, Kli, Ko, Di, Cave, DD, Th, Prg

intrauteriner Fruchttod, Def, Ät, Kli, Di, Th

Mehrlingsschwangerschaft, Eint, Epi, Di, Ko, Pro

Geburt

Geburtsmechanik, Allgemeines, Anat, normaler Ablauf der Geburt

Wehen, Def, Allgemeines, Eint

Geburtswehen, Phy, Kli

Geburtsschmerz, Phy

Kindslage, Def, Üs Kriterium - Def - Form, Di

Intrapartale Überwachung des Fetus, Form

Fruchtwasserbeurteilung, Form, Cave

Cardiotokogramm (CTG), Def, Ziel, Form

Fetale Herztonalterationen, kurzfristige Frequenzveränderungen, mittelfristige Frequenzveränderungen, Akzeleration, Dezeleration, längerfristige Frequenzveränderungen, leichte Tachykardie, schwere Tachykardie, Bradykardie, CTG frühe Dezeleration, CTG späte Dezeleration, CTG variable Dezeleration, CTG periodische Akzeleration

Fetalblutanalyse, Syn, Ind, Technik, Üs Beurteilung - pH - Konsequenz, Cave

Geburtsbeginn, Allgemeines, Kli, Di

Eröffnungsperiode, Def, Phy, Maßnahmen

Austreibungsperiode, Def, Phy, ärztliche Maßnahmen, Maßnahmen der Hebamme

Episiotomie (Dammschnitt), Ziel, Ind, Technik

Nachgeburtsperiode, Def, Phy, ärztliche Maßnahmen, Plazentalösungszeichen, Schröder Zeichen, Küstner Zeichen

Tokolyse, Def, Ind, KI, Dosis, UW

Wehenbelastungstests, Def, Ind, Form, Aussage

Geburtseinleitung, Def, Ziel, Ind, Vor, mechanische Maßnahmen, medikamentöse Maßnahmen

operative Geburtsbeendigung, Form, Üs Höhenstand - Methode

Vaginal-operative Geburtsbeendigung, Vor, Technik, Ko

Zangenentbindung, Vor, Ind

Vakuumextraktion, Vor, KI, Technik, Ko

Börm
Bruckmeier
Verlag

urologie *pur*
die karteikarten

Chaussy [Hrsg.], Lunz, v. Wallenberg Pachaly

Börm
Bruckmeier
Verlag

pharmakologie *pur*
die karteikarten

Ebner [Hrsg.], Maier, Russ, Wasner

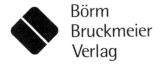
Börm
Bruckmeier
Verlag

innere medizin *pur*

das skript

Emmerich, Held, Huber, Lehnert, Loeschke, Pickardt, Rauh, Späth, Theisen [Hrsg.]
Bruckmeier, Fellner, Hackelsberger, Hindringer-Wissing,
Jacob, Jäger, Maier, Päger, Sendtner, Senjor, Wissing

F 78 ∙∙   **Aortenklappenstenose**

Ät   angeboren; erworben: rheumatische,
evtl. bakterielle Endokarditis,
Arteriosklerose

PPh   - Druckbelastung li Ventrikel
⇒ konzentrische Hypertrophie
- Koronarinsuffizienz, durch
O2-Bedarf ↑ (Druckbelastung),
O2-Diffusionsstrecke ↑ (Hypertrophie),
Koronarperfusion ↓ (enddiast.
Ventrikeldruck ↑, Aortendruck ↓)

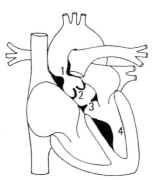

Kli   symptomatisch erst bei
hochgradiger Stenose: RR ↓,
Synkopen, Schwindel,
Belastungsdyspnoe, AP,
Rhythmusstörungen,
Herzinsuffizienz, plötzlicher
Herztod, Stadien-Eint wie
Herzinsuffizienz (n. NYHA)

1- supravalvuläre Aortenstenose
2- valvuläre Aortenstenose
3- membranöse subvalvuläre Aortenstenose
4- idiopathische hypertrophische Subaortenstenose (IHSS)
= hypertrophische obstruktive Kardiomyopathie (HOCM)

Einengungen der linksventrikulären Ausflußbahn

F 79 ∙∙
Di   - *Puls: parvus et tardus, "Hahnenkamm"-förmige Karotispulskurve*
- Ausk: spindelförmiges, rauhes Systolikum mit Fortleitung in die Carotiden,
Punctum max. im 2. ICR re. parasternal; ggf. Abschwächung des 2.HT,
evtl. paradoxe Spaltung des 2.HT
- EKG: Linkstyp, Linksherzhypertrophie,
ST-Senkung, T-Negativ., Linksschenkelblock
- Rö: erst bei Dekompensation Herzdilatation,
Aorta ascendens dilatiert
- Echo: Aortenklappe verdickt,
Klappenbeweglichkeit ↓,
Öffnungsfähigkeit ↓, Hypertrophie des linken
Ventrikels, Aorta ascendens dilatiert
- Doppler: Bestimmung der Druckgradienten

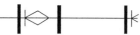

Aortenstenose

Th   - bei Symptomen: Th der Herzinsuffizienz
- invasiv: Dilatation
- operativ: Klappenersatz

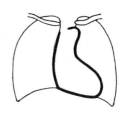

Herzsilhouette bei Aortenstenose

Börm
Bruckmeier
Verlag

innere medizin *pur 1*

die karteikarten

Emmerich, Huber, Lehnert, Loeschke, Rauh, Theisen [Hrsg.],
Bruckmeier, Fellner, Hindringer-Wissing, Jäger, Sendtner, Senjor, Wissing

Börm
Bruckmeier
Verlag

innere medizin *pur 2*

die karteikarten

Emmerich, Held, Pickardt, Späth [Hrsg.]
Hackelsberger, Jacob, Maier, Päger

Börm
Bruckmeier
Verlag

rechtsmedizin *pur*
die karteikarten

Eisenmenger [Hrsg.], Schramm

Börm
Bruckmeier
Verlag

ophthalmologie *pur*
die karteikarten

Greite [Hrsg.], Drobner

Börm
Bruckmeier
Verlag

gynäkologie *pur*
die karteikarten

Kimmig, Knitza [Hrsg.], Hepp, Klocke, Wagner

Ich bestelle folgende **medizin pur** - Titel:

gynäkologie pur – die karteikarten	_____ Exemplare
ISBN 3-929785-03-x, 49.80 DM	
gynäkologie pur – das skript	_____ Exemplare
ISBN 3-929785-12-9, 3480 DM (ab Mai 1995)	
innere medizin 1 pur – die karteikarten	_____ Exemplare
ISBN 3-929785-04-8, 43.80 DM	
innere medizin 2 pur – die karteikarten	_____ Exemplare
ISBN 3-929785-05-6, 43.80 DM	
innere medizin pur – das skript	_____ Exemplare
ISBN 3-929785-10-2, 69.80 DM	
ophthalmologie pur – die karteikarten	_____ Exemplare
ISBN 3-929785-06-4, 39.80 DM	
pharmakologie pur – die karteikarten	_____ Exemplare
ISBN 3-929785-00-5, 39.80 DM	
rechtsmedizin pur – die karteikarten	_____ Exemplare
ISBN 3-929785-02-1, 31.80 DM	
urologie pur – die karteikarten	_____ Exemplare
ISBN 3-929785-01-3, 28.80 DM	
anaesthesiologie, intensivmedizin pur – die karteikarten	_____ Exemplare
ISBN 3-929785-11-0 (ab Juli 1995)	
Mich interessiert Ihr weiteres Verlagsprogramm:	_____ Exemplare

Telefonische Bestellung unter Tel. 034 206 - 651 29, oder Fax. 034 206 - 65110 !

Ort, Datum, Unterschrift   Alle Preise inklusive Porto und Verpackung!

edizin pur – Euer Votum

le Anregung oder Idee, die zu einer konzeptionellen Verbesserung des
·nsystems führt, wird belohnt: 2 Kartensätze freier Wahl umsonst!

	Note	Verbesserungsvorschläge
fmachung	123456	....
		....
stematik	123456	....
		....
alt Text	123456	....
		....
rache	123456	....
		....
bildungen	123456	....
		....

Absender (bitte in Blockschrift)

_____
Name, Vorname

_____
Straße, Nr.

_____
PLZ, Ort

Ich zahle
- ❏   mit beiliegendem Euroscheck
- ❏   gegen Rechnung
- ❏   für diesen Auftrag ermächtige ich die
       LKG Verlagsauslieferung zum Bankeinzug
       des Rechnungsbetrages.

_____
Meine Kontonummer

_____
Bank

_____
BLZ

_____
Unterschrift

Bei Auslandslieferung bitte nur Euroscheck.

Börm Bruckmeier Verlag GmbH
LKG Verlagsauslieferung GmbH
Pötzschauer Weg PSF 2

D-**04579** Espenhain

Absender (bitte in Blockschrift)

_____
Name, Vorname

_____
Universität, Semester

_____
Straße, Nr.

_____
PLZ, Ort

Bitte senden Sie mir
Ihr aktuelles Verlagsprogramm zu   ☐

Börm Bruckmeier Verlag GmbH
Gereutplatz 3

82031 Grünwald